"健康中国·你我同行"
科普读物

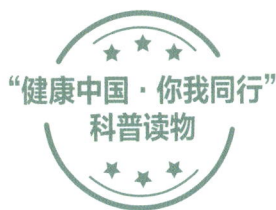

快乐成长
从心出发

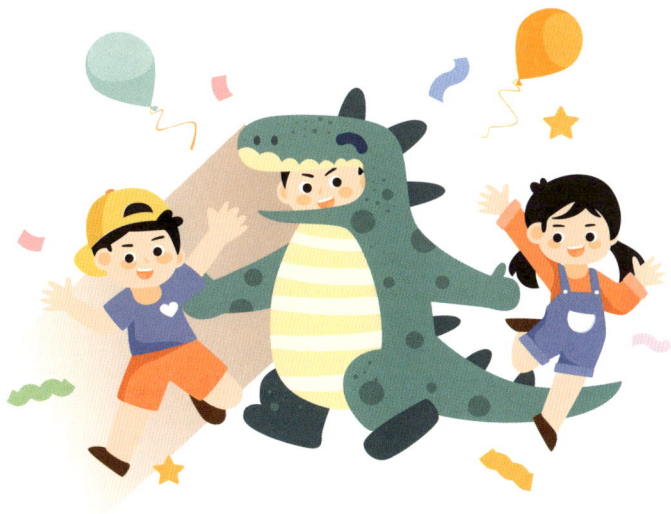

国家卫生健康委宣传司　组织编写

王　刚主　编

人民卫生出版社
·北京·

图书在版编目（CIP）数据

快乐成长，从心出发 / 国家卫生健康委宣传司组织
编写；王刚主编. -- 北京 ：人民卫生出版社，2025.
6. -- ISBN 978-7-117-38190-1

Ⅰ. G444-49

中国国家版本馆 CIP 数据核字第 2025NS8919 号

快乐成长，从心出发
Kuaile Chengzhang，Congxin Chufa

策划编辑	庞　静　杨　帅　　责任编辑　杨　帅
数字编辑	闫　瑾
书籍设计	尹　岩　梧桐影
组织编写	国家卫生健康委宣传司
主　　编	王　刚
出版发行	人民卫生出版社（中继线 010-59780011）
地　　址	北京市朝阳区潘家园南里 19 号
邮　　编	100021
E - mail	pmph @ pmph.com
购书热线	010-59787592　010-59787584　010-65264830
印　　刷	北京华联印刷有限公司
经　　销	新华书店
开　　本	710×1000　1/16　　印张:16
字　　数	178 千字
版　　次	2025 年 6 月第 1 版
印　　次	2025 年 8 月第 1 次印刷
标准书号	ISBN 978-7-117-38190-1
定　　价	75.00 元

打击盗版举报电话	010-59787491	E- mail	WQ @ pmph.com
质量问题联系电话	010-59787234	E- mail	zhiliang @ pmph.com
数字融合服务电话	4001118166	E- mail	zengzhi @ pmph.com

党的二十大报告指出，把保障人民健康放在优先发展的战略位置，完善人民健康促进政策。习近平总书记强调，健康是幸福生活最重要的指标，健康是 1，其他是后面的 0，没有 1，更多的 0 也没有意义。

普及健康知识，提高健康素养，是实践证明的通往健康的一条经济、有效路径。国家卫生健康委宣传司、人民卫生出版社策划出版"健康中国·你我同行"系列科普读物，初心于此。

系列科普读物的主题最大程度覆盖人们最为关心的健康话题。比如，涵盖从婴幼儿到耄耋老人的全人群全生命周期，从生活方式、心理健康、环境健康等角度综合考虑健康影响因素，既聚焦心脑血管疾病、癌症、慢性呼吸系统疾病、糖尿病、传染病等危害大、流行广的疾病，也兼顾罕见病人群福祉等。

系列科普读物的编者是来自各个领域的权威专家。他们基于多年的实践和科研经验，精心策划、选取了广大群众最应该知道的、最想知道的、容易误解的健康知识和最应掌握的基本健康技能，编撰成册，兼顾和保证了图书的权威性、科学性、知识性和实用性。

系列科普读物的策划也见多处巧思。比如，在每册书的具体表现形式上进行了创新和突破，设置了"案例""小课堂""知识扩展""误区解读""小故事""健康知识小擂台"等模块，既便于查阅，也增加了读者的代入感和阅读的趣味性及互动性。除了图文，还辅以视频生动展示。每一章后附二维码，读者可以扫描获取自测题和答案解析，检验自己健康知识的掌握程度。此外，系列科普读物作为国家健康科普资源库的重要内容，还可以供各级各类健康科普竞赛活动使用。

每个人是自己健康的第一责任人。我们希望，本系列科普读物能够帮助更多的人承担起这份责任，成为广大群众遇到健康问题时最信赖的工具书，成为万千家庭的健康实用宝典，也希望携手社会各界共同引领健康新风尚。

更多该系列科普读物还在陆续出版中。我们衷心感谢大力支持编写工作的各位专家！期待越来越多的卫生健康工作者加入健康科普事业中来。

"健康中国·你我同行"！

专家指导委员会

2023 年 2 月

　　儿童是祖国的未来，儿童健康是全民健康的基石，而心理健康是儿童健康不可或缺的组成部分，儿童心理健康关系着祖国未来人口素质、家庭关系，更代表着全社会的健康水平。

　　《"健康中国2030"规划纲要》明确提出，要加大全民心理健康科普宣传力度，提升心理健康素养。加大对儿童青少年等重点人群心理问题早期发现和及时干预力度，提高突发事件心理危机的干预能力和水平。到2030年，常见精神障碍防治和心理行为问题识别干预水平显著提高。在党和国家的高度重视和统筹推进下，我国儿童心理健康水平不断提升，心理健康环境不断完善。

　　与之相对应的，普及儿童心理健康知识的意义也被提到了前所未有的高度。2024年12月31日，国家卫生健康委确定2025—2027年为"儿科和精神卫生服务年"，用三年时间补齐儿科与精神卫生短板。推动儿科与心理健康和精神卫生服务，广泛开展心理科普与讲座，这与本书的初衷完全契合。儿童心理健康关系到儿童一生的健康与发展。因此，在"大健康"理念的引导下，树立儿童心理健康全生命周期理念，促进儿童心理健康的科普和知晓率，有助于儿童心理疾病诊治关口前移，降低儿童心理疾病的发生率。

　　基于此，本书聚焦儿童青少年心理发展基础知识、儿童青少年认知情感发展规律、神经发育多样性及神经发育障碍、困扰儿童青少年及其家庭的常见心理问题等各类话题，对每个话题的心理知识进行系统梳理和全面阐述，且通俗易懂，让家长能够从中获取育儿的相关心理知识。同时，有意识地为儿童健康成长提供良好的养育环境。让家长明白，在养育儿童的过程中，哪些应该多做，而哪些"坑"应该规避。另外，本书专辟一章阐述儿童青少年常见精神疾病，从"未病先防""既病早治""病后防复"几个方面进行针对性的健康指导。

本书全面阐述了儿童心理健康三级预防体系，从儿童心理健康需求实际出发，既有正面建议，又有误区辟谣。避免晦涩枯燥的专业说教，通俗易懂地阐述了父母"应知应会"的儿童心理健康知识。可以说，这是一本为父母量身打造的儿童心理健康发展指南。在撰写中，以国家精神疾病医学中心——首都医科大学附属北京安定医院为中心，联合全国各地高校、精神医学中心、儿童医学中心及相关机构为主体，参考各类指南及前沿学术成果，以保证内容的科学性和权威性，同时力求实现科普效果最大化。

每个孩子都是独一无二的，儿童强则国强，本书为父母提供了一套科学的育儿方法，同时关注到儿童青少年期常见的心理疾病，做到无病预防，有病早治，全方位守护儿童青少年的心理健康。

王刚

2024 年 11 月

目录

儿童青少年心理发展基础知识

不断学习中的儿童青少年：
认知与情感发展

神经发育多样性与神经发育障碍

困扰儿童青少年及其家庭的常见心理问题

全面了解儿童青少年精神疾病

儿童青少年心理发展基础知识

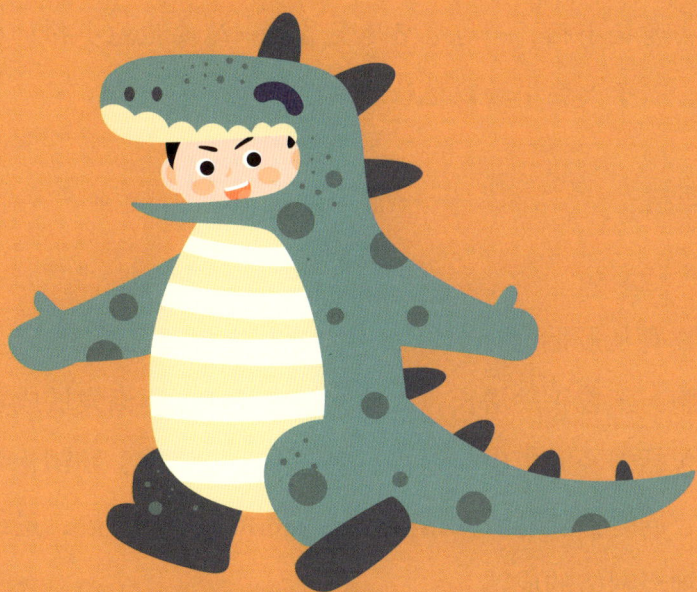

儿童青少年时期，是人生中最为关键的心理发展阶段。从脑发育的奥秘到各年龄段的独特心理特征，再到青春期这一特殊时期的心理波动，无一不牵动着家长、教育者以及社会各界的心。孩子的心理发展受哪些因素影响？遗传与环境因素如何相互作用？家庭、营养、文化以及媒体，这些看似平常的因素，实则对儿童心理发展有着深远的影响。让我们一同深入了解，为儿童青少年的心理健康成长保驾护航。

脑发育与儿童心理发展

当两岁大的孩子看到邻居家的小狗，他会欢乐地喊叫"狗狗，狗狗"，他转身看向妈妈，然后微笑着，慢慢靠近小狗，端详小狗，然后再转身看向妈妈。如果妈妈点头鼓励，他会弯下腰去爱抚小狗，一边咯咯地笑着，一边要抱抱小狗。在这种时刻，孩子大脑中数以亿计的细胞都发生了回应。

小课堂

1. 儿童大脑发育

大脑发育从胚胎时期就开始了，婴儿出生时已有100亿～180亿个脑细胞，随着年龄增长，大脑的结构和功能逐渐发展成熟。脑发育主要包括神经元生成与迁移、突触形成与修剪、髓鞘化等大脑结构变化，同时伴随着认知情感等的习得和专一化发展，最终实现整个大脑神经网络的成熟。

大脑发育过程具有可塑性，出生后大脑的神经突触数量会经历先增加后减少的过程，早期通过环境的刺激，婴儿大脑会产生过剩的神经元连接，随着生活经历的丰富和技能的使用，经常被使用的神经突触会保留下来，使用过少的会被"修剪"，最终形成较为成熟的神经网络。儿童大脑的发育过程受到遗传、家庭和社会活动、教育、营养等多种因素的影响。

2. 脑发育与儿童心理发展

儿童大脑发育有一定规律，大致遵循从后到前、由内到外的顺序。大脑后部枕叶、大脑后外侧颞叶、大脑顶叶会逐步发展，最后成熟的是前额叶。负责心跳、呼吸、体温等基本功能，存在于大脑内部区域的脑干发育非常早；而位于大脑皮层负责注意力、情感、精细运动等的区域发育较晚。大脑的发展规律和儿童心理发展特点具有一致性。如儿童视听觉主要由枕叶、颞叶负责，认知情感、自我控制等能力则主要由额叶负责，婴儿出生时已具有一定的视听能力，并且在婴儿早期视听能力已发展到相对成熟的水平，但儿童的注意力、自我控制等能力则发展相对较晚，一些高级认知能力到青年初期才能发展成熟。瑞士心理学家皮亚杰提出的儿童认知发展阶段理论，也反映出儿童心理发展与大脑发展的一致性。

知识扩展

1. 大脑发育的关键期

大脑发育的关键期是指在某个特定时期，大脑对于某些类型的学习和经验相关的外界刺激格外敏感。曾有研究发现，视觉、听觉的大脑发育敏感期在 0 ~ 2 岁，数字学习和同伴交往技能大脑发育敏感期在 2 ~ 4 岁。了解大脑发育的关键期，可以针对关键期调整儿童教育方法和培养策略，例如在语言发育关键期提供更加丰富的语言环境，以提高儿童的语言能力。如果关键期内没有接受良好的环境刺激，可能会引起后续生命阶段的异常心理活动，较极端的例子如"狼孩"，由于在社会化过程中缺乏与人类的互动，其在语言、认知、行为等方面表现出与正常儿童显著的不同。因此，把握大脑发育关键期，对于预防和干预语言、情绪等方面的异常有着至关重要的作用。

2. 大脑发育要"刺激"

大脑神经网络的调整能够让婴儿在出生的头几个月或头几年里，更好地适应周围环境，因此丰富多变的环境是非常重要的。缺乏变化的环境会减少神经细胞与大脑各个功能区域之间的连接数量，而富有刺激的环境则会增加神经连接。给婴儿"刺激"，并不是说一天 24 小时都给孩子听高雅的音乐，让其将来成为艺术家。婴儿需要的刺激不仅包括各种新事物，还包括各种感官体验，以及与照护者之间的情感互动。

为了最大限度地促进儿童的大脑发育，我们可以给孩子提供良好的刺激环境。以下是一些具体的建议。

（1）丰富的视听刺激：提供丰富多彩的绘本、音乐和儿童节目等，帮助儿童对视听信息进行感知和理解。

（2）帮助孩子社交互动：鼓励孩子与他人进行互动，比如与同龄儿童玩耍、学会与他人协商，解决不可避免的冲突、吵架和意见分歧，维持和加强友谊。

（3）鼓励创造性的游戏和活动：提供各种创造性的游戏和活动，比如拼图、积木、捏彩泥等，帮助孩子发展他们的感知、运动和问题解决能力。

（4）阅读和讲故事：经常给孩子讲故事、鼓励他们多阅读书籍，不仅有助于孩子的语言发展，还可以培养孩子的想象力和思维能力。

各年龄段的儿童心理发展特点

小美是个8个月大的女婴，家长带她到儿童保健科进行0~6岁儿童健康体检时，向医生反映"孩子还不会爬"。医生表扬了家长对孩子的运动发展的关注，并强调了爬对儿童协调性发展的重要性，讲解并示范了在家中帮助孩子练习爬的方法。同时，也告诉家长，儿童心理发展存在个体差异，需要密切关注、及时监测。下次复诊时，小美已经爬得非常熟练了。

小课堂

1. 儿童心理发展进程

生命早期是建立良好心理健康基础的关键时期，儿童心理发展从出生开始，包括运动、语言、认知、社会交往、情感发展等多个方面，不同年龄段的发育水平不同。了解各年龄段儿童的心理发育特点，有利于我们采取更恰当的方式与儿童相处，帮助其发展潜能。

2. 各年龄段儿童心理发展的特点

（1）婴幼儿期：指 3 岁以内的儿童，其中 0 ~ < 1 岁是婴儿期，1 ~ 3 岁为幼儿期。这一时期，儿童视听等感知觉、动作、言语等多方面能力发展最为迅速。他们的大运动发展遵循抬头—翻身—坐—爬—站—走—跑—跳的规律。爬对于协调性发展有重要意义，大多数的婴儿（82%）在独立行走前会经历爬。精细动作的发展表现为手和手指的动作分化，手眼协调能力的发展，如在伸、够、抓握动作以及工具使用等方面。在语言上，他们逐渐理解自己的名字、常用物品的名称，从发简单的元音到多音节、有意义的词语，1 岁后幼儿的词汇量迅速扩大到多个词、简单句再到复杂句、儿歌、回答问题等。在情感方面，从对生理需求的情绪表达发展为简单的情绪理解，其情感体验主要与照护者相联结。这一时期，父母和医疗保健人员需要密切关注婴幼儿发育情况，促进其达到适合他们年龄的发育里程碑。

（2）学龄前期：指 3 ~ < 6 岁的阶段，这一时期儿童大多进入幼儿园开始集体生活。随着儿童运动、语言、认知等各方面能力的发展，他们与小伙伴的交往逐渐密切，在理解他人、遵守规则等方面开始全面发展。儿童在早期情感联结的基础上，逐渐对一系列情绪有了更好的理解。他们面临的最具挑战的任务是调节自己的情绪。

（3）学龄期：指 6 岁到青春期前的儿童。高级认知中枢处于发展最为迅速的时期，形象思维逐渐向逻辑思维转化。他们通过学习获得了能力，通过交往建立友谊，并继续建立他们独特的自我意识。儿童对于骄傲、羞耻、内疚和尴尬等的理解不断发展，处理日常社会互动的能力也逐渐增强，他们的注意力可持续 15 ~ 30 分钟。照护者需要关注儿童社交、情感等心理健康问题，必要时寻求专业指导，帮助儿童处理可能出现的潜在问题。

（4）青春期：伴随着第二性征的出现，儿童进入心理上的动荡时期。在这个年龄段，他们经常探索自己是谁、想成为谁的问题，挑战边界。他们的自我意识迅速发展，不再认为父母都对；他们还常常表现出冲动、易怒等情绪反应。同时，儿童面临青春期情绪动荡和社会压力等问题，需要父母或者专业人员帮助他们处理这一时期一些特有的挑战性问题。

知识扩展

如何及早发现儿童的心理发育问题

儿童心理的发展往往遵循一定的规律，但当一个孩子在某个年龄还没有达到某些里程碑时，意味着他的发育水平可能低于大多数儿童。及早发现儿童的心理发育偏离和异常，对于改善症状、改变预后具有重要作用。

父母或主要照护者与孩子接触最为密切，也是最了解孩子的。家长通过密切观察、与同龄同性别大多数孩子的水平作比较，可以粗略了解儿童的发育情况。要想进行早期识别，家长可以关注"儿童发育里程碑"。发育里程碑代表了大多数孩子在发育的某个阶段展示出的能力，通常包括大动作、精细动作、语言、认知、社会交往、情感等方面。

2024 年，由国家卫生健康委妇幼健康中心开发制作的婴幼儿

心理行为发育里程碑检查表，是经过科学循证的、适用于我国
0～3 岁婴幼儿的评估工具。该工具中相应月龄的指标以 75% 儿童
掌握为依据，如果儿童在相应月龄有 1 个指标未出现，建议家长通
过日常养育中的交流玩耍加以促进，并关注指标改善情况；如果有
2 个及以上指标未出现，建议家长及时带儿童到相关机构进行进一
步的发育评估。

婴幼儿心理行为发育里程碑检查表

儿童实足月龄：＿＿＿＿＿月龄

请家长判断儿童目前是否达到相应月龄的里程碑指标

月龄	大运动	精细运动	语言	认知	社交与自理
3 月龄	被竖抱时头可以稳稳地立着	可将放在手里的玩具握一会儿	和宝宝说话，他/她会发出声音回应	用眼睛寻找声源	对宝宝笑时，他/她用笑回应
6 月龄	可自己坐一会儿（允许手撑着地面）	将玩具从一只手传递到另一只手	叫宝宝名字（含小名）时，他/她朝声音的方向转头	看到物品掉落去找	区分熟人和生人（如妈妈抱时高兴）
8 月龄	可腹部贴着床面爬行	两手拿小东西对敲	发出一连串重复的音节（如"lalala""mamama"）	注意到物品上的细节（如衣服上的纽扣等）	对陌生人有害怕等反应
12 月龄	（不扶东西）可自己站数秒以上	把小丸放进小瓶	听懂 1 个以上物品名（如问鞋在哪儿，他/她看向鞋）	模仿他人正在做的动作（如拍手）	对他人表情有反应（如看到妈妈不开心，他/她也不高兴）
18 月龄	扶着墙或栏杆上楼梯	用手旋拧（如拧瓶盖、上发条等）	说出 3 个有意义的词	知道常用物品用途（如杯子用来喝水）	与他人玩传球等互动游戏

月龄	大运动	精细运动	语言	认知	社交与自理
24 月龄	双脚同时离地跳起	一页页地翻书	说简单的句子(如妈妈抱宝宝等)	玩假装游戏(如假装给娃娃喂饭)	主动示意大小便
30 月龄	双脚向前跳出一段距离	模仿大人画横道	回答简单问题(如答出自己名字)	模仿他人用积木搭火车、小桥等	懂得轮流玩(如排队滑滑梯)
36 月龄	单脚站 5 秒以上	用绳穿扣子或串珠	讲简单故事,说出大部分情节	理解时间(如现在、明天)	自己穿鞋子或袜子

青春期心理发展特点

小明是一名 14 岁的中学生,最近他发现自己有了一些变化,这让他有些不知所措。他的嗓音开始变低,情绪起伏变大,时而感到兴奋,时而又陷入深深的忧郁中;有天晚上,他还发现自己遗精了。在学校,他渴望被同学接纳和认可,又总担心别人不喜欢自己。随着学业难度的增加,小明的压力也越来越大。有时候,他想要寻求父母的帮助,可又不希望他们过多干涉,觉得他们不理解自己,不自觉地就会跟父母吵架。

小课堂

1. 什么是青春期

青春期是人类由儿童阶段发展为成人阶段的过渡时期,一般在 11 ~ 20 岁之间,通常女孩比男孩进入青春期要早 1 ~ 2 岁。青春期是继婴儿期以后人体生长发育的第二个高峰,特别是与生殖能力相关的生理方面发生着巨大的变化。在生物学上，青春期标志着青少年开始出现第二性征，如男孩长出阴毛和腋毛，女孩乳房发育等。在心理学上，青春期发生着包括对身份、社会角色和追求独立的心理认知变化。青少年可能会经历叛逆期、寻求自我认同和社会认同等心理过程。简而言之，青春期是个体生理和心理都迅速发展的时期，是需要得到家庭和社会恰当支持的过渡时期。

2. 青春期心理发展特点

青春期个体生理发育十分迅速，但心理发展速度则相对缓慢，这使得青少年身心处在一种不平衡的状态，他们一方面由于身体的快速发育，产生了对成熟的强烈追求；另一方面在认知能力、思维方式、人格发展和社会经验上仍然相对不足或不成熟。

（1）情绪的两极性：进入青春期，情绪波动明显，甚至出现两极性，有时情绪高涨，春风满面；有时又愁眉苦脸，忧虑万分，甚至暴跳如雷。这时父母应充分理解孩子的情绪特点，减少冲突。

（2）自我意识觉醒：青春期的个体具有强烈的自我意识，有自己的想法和判断，不愿一味顺从，敢于挑战权威。同时，他们对探索自己有强烈的兴趣，但自我评价还不稳定，会因偶然的成功而极度自信，也会因偶尔的失利而自暴自弃。这时父母应给予孩子充分的尊重和理解。

（3）人际交往重心转移：青春期的个体与父母的关系逐渐疏远，更多地与同伴一起交往。与亲密朋友无话不谈，形影不离，认为朋友情谊至高无上，甚至愿意为朋友两肋插刀，希望在与朋友的交往中获得认可和尊重。这时家长应给予孩子足够的空间，支持孩子发展真挚友谊。

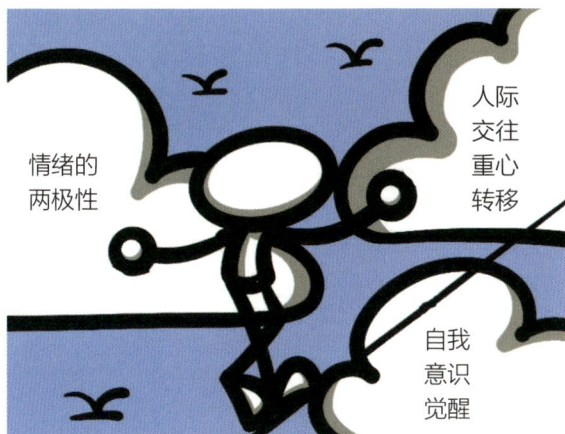

情绪的
两极性

人际
交往
重心
转移

自我
意识
觉醒

知识扩展

1. 为什么青少年的情绪易反复无常

首先，是生物学因素的影响，个体进入青春期，身体开始产生性激素。这些激素既会引起身体上的变化，如长阴毛、腋毛，也会引起情绪的波动。其次，个体自我意识发展尚未稳定，表现好了，就开心、兴奋；被嘲笑了，就悲伤、气愤。最后，青春期的个体还容易受到周围环境和他人的影响，常有"感时花溅泪，恨别鸟惊心"的情况。

2. 为什么到了青春期，亲子关系容易紧张

第一，身体的发育和成长会激励青少年去探索新事物，这使他们更有意愿主动地参与到社会和日常生活的各个环节中去；但思维的局限性和应对突发情况能力的不足会使他们低估危险发生的可能性及后果，这与父母期望青少年安全为先的观念是相冲突的。第二，青少年正处于自我认同探索阶段，开始寻求独立性，期望得到认可与尊重，然而在父母眼中他们依然是孩子，父母没有意识到他

们也需要个人空间和隐私。有些性格强势的父母不能及时调整高掌控的教养方式，导致亲子之间在平等与尊重方面的需求不对等。第三，随着个体认知能力的提升、学业压力的增大，亲子相处的机会和时间逐渐减少，共同话题较少，偶有相处，话题也多局限于课业成绩，父母和孩子彼此间容易出现"代沟"。

孩子的心理发展，遗传与后天因素哪个更重要

小柯是一个 3 岁的男孩，出生后被诊断为"唐氏综合征、先天性脑发育迟缓"，家长在医生的指导下帮助其进行康复训练，在家庭日常生活中给孩子创造充分的练习动作、语言等机会。目前，小柯的发育水平虽达不到同龄儿童水平，但一直处于不断进步的状态。

小课堂

1. 影响儿童心理发展的因素有哪些

儿童心理发展是遗传和环境因素共同作用的结果。其中，基因和基因表达是遗传作用的基本形式，而家庭、同伴、医疗和教育机构、社区等则是影响儿童心理发展的重要环境因素。儿童从父母那里遗传到的基因为其心理发展制定了"路线图"，但环境经历可以影响这些基因的表达、形成，甚至沉默。

2. 遗传因素如何起作用

基因型是指一个人遗传的所有基因，它是儿童成长的"规划

图"。有的儿童在出生时因遗传的染色体数量异常而导致某些遗传性疾病的发生，如克兰费尔特综合征、脆性 X 综合征和特纳综合征等。这些遗传性疾病的发生多伴有心理发展的异常。唐氏综合征患儿存在某种智力发育障碍，在严重程度上可能会有很大差异。

表现型是指基因的实际表达方式，受到基因间的相互作用及基因与环境相互作用的影响。比如说，儿童在一些方面表现为和父亲或母亲很像，这是按照优势基因进行表达；而子宫内环境和出生后的环境更会影响基因的表达方式。就像盖房子的图纸虽然一样，但施工中使用的材料和颜色选择等也会带来巨大差异。

3. 环境因素如何起作用

儿童心理发展是一个高度互动的过程，环境因素带给儿童不同的互动、经历和体验，从而对儿童心理发展起到重要作用。一方面，环境因素对个体基因表达有影响。现有研究表明，养育方式等环境因素可以通过改变大脑基因的结构、表达和功能对儿童心理发展产生影响。另一方面，环境因素对儿童心理发展可能产生持续的影响。比如说，经历了创伤的儿童即使离开了创伤环境，在后续发展中仍常伴有自我调节、情感适应、与人交往和自我接纳等方面的持续问题。而要使儿童克服这些负面压力的影响，则需要持续的、滋养性的环境，需要支持他们的成年人做出特殊的努力。

总之，遗传和持续经历间的相互作用可以影响到儿童的心理发展，并持续影响到其成年后的心理健康。

家长如何促进儿童心理发展

儿童的心理健康与家庭养育环境直接相关。大脑是儿童心理发展的物质基础，父母和照护者为儿童提供安全的环境、充足的营养、回应性的照护、早期的学习机会和健康保障，是孩子心理健康发展的基石。儿童早期的经历可能对一生产生巨大的影响，父母能够表达对孩子的爱、敏感地回应孩子、积极鼓励孩子，可使孩子获得积极的互动体验，促进其更为积极地学习、探索、发展各方面能力。早期不良的养育环境给大脑发育带来的损害可能远大于身体的创伤。

随着年龄的增长，老师和同伴对儿童的影响逐渐增大，这些社会经历有助于塑造孩子的价值观和个性，其影响有积极的方面，也可能有消极的方面。例如，校园欺凌会对儿童成长产生极其不利的影响，会导致孩子出现不安全感、孤立感和愤怒感，还可能出现睡眠问题、焦虑抑郁情绪等。而积极的教育经历可以增强孩子的学习能力，为每个孩子创造发展空间。

此外，家长有必要意识到，孩子所处的社会文化环境也将对其心理发展产生影响，而当下尤其有必要关注网络环境对儿童心理健康的影响。

家庭对儿童心理发展的影响

　　小丽是一个 9 岁的女孩，曾经生活在一个温馨和睦的家庭。去年父母关系恶化，最终离异，小丽的抚养权被判给了母亲。母亲忙于工作，父亲也鲜少与小丽见面。小丽感到不安和孤独，在学校，小丽变得沉默寡言，不像以前那样活泼开朗，课堂上也经常走神。上完课后，她经常一个人坐在墙角，不愿意与其他同学交流，学习成绩也明显下滑，甚至出现失眠、食欲减退等症状。母亲意识到问题的严重性，带小丽去看了心理医生。

小课堂

1. 家庭对儿童心理发展的影响

　　家庭，作为人生命最开始接触的环境，其影响力在孩子的心理发展过程中是最重要的。儿童的心理发展涵盖了情感、认知、社交、性格等多个方面，而这些方面无一不受家庭环境的影响。

　　（1）家庭的经济状况：通常情况下，社会经济地位高的家庭，能为孩子提供更丰富的教育资源和更优质的生活环境，这有助于儿童各方面的发展。相反，经济压力较大的家庭可能面临更多的生活挑战，如家庭紧张事件增多、社会交往机会减少等，可能对儿童的成长不利。

　　（2）亲子关系：亲子依恋关系是孩子心理发育的重要影响因

素，良好的依恋关系能促进儿童成长。

（3）家庭破裂：父母离异，可能会给孩子带来很大的负面影响，这些影响可能与离婚前家庭不稳定、离异后孩子跟随一方生活、父母再婚、新同胞的出生、社会经济压力等多种因素有关。

（4）家庭教养方式：溺爱、过度保护、过度管控打压等不良教养方式，都有可能对儿童的心理发展产生负面影响。

2. 生活中父母应该怎样做儿童的榜样

（1）父母应以身作则，展示积极的人生态度，体现正确的价值观念。例如，父母应该诚实守信，尊重他人，乐于助人，这样孩子就会模仿并学习到这些良好的品质。

（2）父母要展示持续学习和自我提升的精神。这不仅可以丰富自己的知识和技能，还可以激发孩子的好奇心和对知识的渴望。

（3）父母要遵守社会规范和法律法规，让孩子树立法治意识、培养其社会责任感。通过参与社区服务和公益活动，让孩子学会关心他人，为社会发展贡献自己的力量。

知识扩展

随着儿童成长阶段的变化，父母也要调整养育方式

（1）婴儿期与学步期（0～＜2岁）：在这个阶段，儿童主要依赖父母来满足基本需求，如食物、安全和爱。父母应提供稳定、温暖的环境，并经常与孩子进行眼神交流和肢体接触，以建立安全感。同时，通过简单的游戏和互动，如唱歌、读故事，刺激孩子的感官和认知能力发展。

（2）幼儿与学龄前期（2 ~ < 6 岁）：在这个阶段，孩子的自我意识和社交技能开始萌芽。家长要鼓励孩子自己去探索周围的环境，培养独立性和好奇心。同时，通过角色扮演、分享和合作等游戏，帮助孩子学习社交规则和建立初步的人际关系。此外，父母还应开始培养孩子的自理能力，如穿衣、洗手等。

（3）学龄期（6 ~ 12 岁）：在这个阶段，孩子开始接受正规教育，面临着学业压力和社交挑战。父母应关注孩子的情感需求和学业进展，鼓励他们表达自己的想法和感受。同时，帮助孩子建立积极的学习态度和良好的学习习惯。在社交方面，父母应引导孩子正确处理同伴关系，学会尊重他人和解决问题。

（4）青春期（11 ~ 20 岁）：青春期是一个充满变化和挑战的阶段，孩子面临着身体、心理和社会方面的巨大变化。父母应尊重孩子的独立性和自我意识，给予他们足够的空间去探索自我意识和价值观。同时，与孩子保持开放、诚实的沟通，了解他们的想法和感受，帮助他们应对压力和焦虑。在学业和职业规划方面，父母应提供建议和支持，需避免过度干预。

营养与儿童心理发展

　　小宇上小学一年级 2 周了，在学校上课总是小动作不断、注意力不集中，不能安静地坐下来写作业，每次作业都要写到很晚。此外，他晚上睡觉爱哭闹，平时也比较挑食。家长担心他有多动症，来医院进行评估。医生告诉家长，有些孩子刚上学，有一个适应阶段，可以再观察一段时间。同时，医生提出，小宇比较挑食，应该查一下微量元素，微量元素缺乏也会导致孩子的行为问题。微量元素检查结果显示：钙、铁、锌均偏低。经过补充微量元素，小宇的睡眠得到了改善，注意力更加集中，多动行为也有了明显改善。

小课堂

1. 营养与大脑发育的关系

主要的营养素有维生素、蛋白质、碳水化合物、脂肪、矿物质等。胎儿发育时，孕妈的营养很重要；而出生后，营养对儿童的心理发展也同样重要。维生素 C 和维生素 E 是大脑的主要抗氧化营养成分，可保护大脑细胞免受自由基氧化应激的损伤，保护神经组织；维生素 D 能调控脑发育、促进神经递质合成；维生素 B_{12} 对神经系统的发育和认知功能的发展至关重要；叶酸在神经组织合成及增殖过程中起到重要作用；铁元素缺乏将严重影响大脑发育，导致神经发育迟缓；锌是脑的重要组成成分，缺锌时组织蛋白合成减少，生长发育受到影响；硒元素与儿童脑的发育、体格和器官发育都有关；碘的缺乏也与一系列神经发育障碍有关；此外，牛磺酸、脂肪酸也与大脑及神经的发育过程有关。总之，营养对大脑的发育很重要，对儿童心理发展也至关重要，这些主要的营养素，一个都不能少。

2. 营养素与儿童行为和情绪发展的关系

正如小宇一样，儿童早期缺锌会导致记忆力、注意力和情绪问题。维生素 A 缺乏或维生素 C 摄入过多都会增加儿童出现各类行为问题的风险；维生素 D 缺乏的青少年出现焦虑、抑郁症状的风险也更高。有研究表明，儿童硒元素摄入不足时，可能变得偏激和易怒，出现违纪行为的风险更高；铜元素缺乏时可能引发幼儿语言过度贫乏和情感淡漠，而摄入过多则会导致各类行为问题的出现。

📚 知识扩展

神经发育障碍的饮食干预及营养疗法

神经发育障碍，顾名思义就是神经系统在发育过程中出现了阻碍，表现出相关的心理障碍，如智力发育障碍、孤独症谱系障碍（以下简称"孤独症"）、注意缺陷多动障碍、抽动障碍等。这些疾病都需要采取综合性的治疗方法，包括饮食干预和营养疗法。许多研究发现，营养素的缺乏与神经发育障碍可能存在关联，比如维生素 A、C、D、K、B_2、B_6、B_{12}、铁、镁等的缺乏与孤独症的发生可能相关。

📌 小故事　有意思的"便便"研究

近年来科学家在动物研究中发现，把正常小鼠的肠道菌群移植到有"孤独症社交行为"的小鼠体内，后者的行为有了明显的改善。因此，有学者提出将正常人群的肠道菌群移植到孤独症患者体内，可能改善孤独症患者的症状，而这个研究怎么做呢？就是将正常人群大便中的有益菌群提取出来做处理，然后移植到孤独症患儿的肠道中。这个研究也进一步说明营养与儿童心理发展的密切关系。

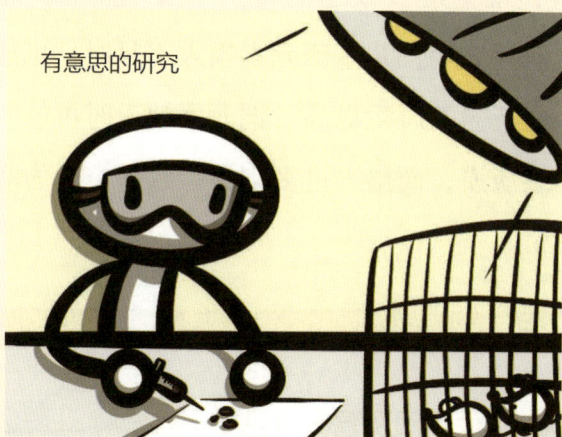

有意思的研究

文化对儿童心理发展的影响

　　14 岁的李明（化名）目前读初二，他在中国传统文化的陶冶下长大，后随父母移民英国。初到英国的李明遭遇了前所未有的挑战。语言成为他融入新环境的第一道难题，英国的文化和生活节奏与他所熟悉的截然不同。他很难适应英国的饮食，也对他们的礼仪和习俗感到陌生。他感到孤独、迷茫和焦虑，甚至怀疑自己的价值。最后在父母的鼓励和支持下，经过 3 个月的适应，李明逐渐找到了自己的方向，他逐渐了解并接受这个新的文化环境，也慢慢融入其中。

💡 小课堂

1. 文化因素都有什么

　　文化是一个复杂的概念，它涵盖了语言、价值观、道德观、信仰、习俗等多个方面。

2. 文化因素对儿童心理发展的影响有哪些

文化因素对儿童心理发展的影响是深远而复杂的。

（1）语言对儿童心理发展的影响：语言是文化的重要组成部分，不同文化背景下的语言系统和结构差异，会对儿童的思维方式和问题解决策略产生显著影响。例如，某些文化强调语言的精确性和逻辑性，而另一些文化则更侧重于语言的情感寓意。这种差异会导致儿童在认知发展过程中形成不同的思维模式和认知风格。此外，语言还影响儿童的记忆力、注意力和学习能力。

（2）价值观、道德观和信仰对儿童心理发展的影响：不同的文化背景下，人们对善恶、美丑、是非等问题的看法和评价存在差异，这些差异会渗透到儿童的道德认知和行为习惯中。不同的价值观会导致儿童在成长过程中形成不同的心理特征和行为模式。

（3）社会习俗对儿童心理发展的影响：社会习俗是文化传统和规范的具体表现，它们对儿童的行为、态度和价值观具有重要影响。例如，学校通过开发特色习俗课程和习俗德育活动，引导儿童广泛参与社会习俗活动，构建习俗育人体系，从而促进儿童的心理成长。

（4）文化对儿童情绪表达与调节的影响：不同的文化对情绪的理解和表达方式存在差异，这会影响儿童对情绪的认知和应对策略。在某些文化中，人们更倾向于内敛和含蓄地表达情绪，孩子可能学会压抑或掩饰自己的情感；而在其他文化中，人们则可能更直接和开放地表达情绪，孩子可能更擅长直接表达自己的情绪和需要。这些文化差异会影响孩子对情绪表达理解的接受度。

怎样更好地利用文化因素引导儿童心理发展

（1）每种文化都有其独特的资源和传统智慧，可利用文化中的积极元素来增强儿童的自我认知和情绪管理能力。

（2）注重文化敏感性和多样性，我们需要接纳并欣赏不同文化背景下的儿童特点和个性。每个儿童都是独特的个体，在指导孩子心理发育的过程中，我们需要尊重这些差异，避免用统一的标准对孩子进行衡量和评价。

（3）在全球化背景下，跨文化合作与交流已经成为推动儿童心理发展的重要途径。在多元文化的社会中，儿童可能会接触到不同的文化元素和价值观。为了帮助孩子们更好地适应文化环境，可以开展相关的文化适应教育，引导孩子认识和尊重不同之处，培养其跨文化的意识与能力。对于儿童来说，接触和了解不同文化有助于拓宽他们的视野和认知范围，促进心理发展。通过与不同文化背景的人交流和互动，儿童可以学习到不同的思维方式、价值观和行为习惯，这对他们跨文化的适应能力和创新精神的培养是有帮助的。同时，文化多样性也可以激发儿童的好奇心和探索欲望，促进其人格发展和创造力的增强。

媒体与儿童心理

　　小纯是一个 7 岁的女孩，目前就读小学二年级。近一个月以来，她变得胆小、不愿出门、黏人、不肯独睡，反复做噩梦、夜里尖叫，家长带其找心理咨询师咨询。经过数次咨询后，咨询师注意到孩子的绘画中反复出现车祸的场景，但询问家长并没有类似的不良经历。家长提到，有一次爸爸骑电动车带着她的时候被旁边的车挤了一下，当时并没有摔倒。但孩子的书写物和噩梦中涉及的主题，还是一致性地指向这次交通意外，经咨询师耐心询问，家长回忆起暑假中，孩子到老家住了一段时间，看电视比较多，她特别喜欢看的一个栏目是"交通新闻"，可能会看到不少交通意外的场面。

小课堂

1. 媒体使用对儿童青少年心理健康的益处

　　利用媒体学习已经成为儿童学习的重要途径，同时便利的互联网也给孩子们提供了大量的信息和广阔的视野，有助于他们更好地了解和探索周围世界。社交媒体也正逐渐成为孩子们社交联系的主要方式之一，通过加入代表他们身份或兴趣的团体，孩子们可以得到社会支持与归属感。儿童青少年在社交媒体平台上分享照片和发表评论，可以帮助他们和家人或与远方的同龄人保持联系。

2. 媒体使用对儿童青少年心理健康的潜在风险

过度使用媒体自然而然地会减少其他重要活动的比例，如与同伴和家人在一起的时间、充足的睡眠以及足够的户外活动等。使用媒体时，孩子们有可能接触到暴力、色情、危险性行为等不健康的内容，或是接触到不良团体或个人，遭遇网络欺凌或被窃取私密信息等，这些都将对儿童青少年的心理健康产生不良影响。此外，媒体呈现的过于理想化的人体形象、不计后果的伤害性行为，可能会增加儿童青少年身体形象问题或者自我伤害的风险。

3. 家庭在儿童青少年心理健康与媒体使用中的作用

在认可媒体对儿童青少年有正面影响的同时，成年人应该充分考虑儿童青少年对媒体内容的不同反应，并给予适当引导，尤其是低龄儿童。目前约有三分之一，甚至更高比例的儿童青少年已经出现媒体使用的不良倾向。因此，需要适当限制儿童青少年看电视、上网的具体时间，了解儿童看电视与上网的内容，或者与他们一起观看。同时，家长需要反思自己的媒体使用行为并考虑到对儿童的影响。

陪孩子观看优质节目

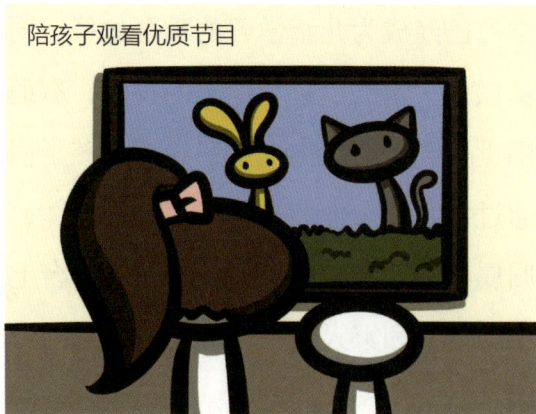

知识扩展

对于儿童青少年使用媒体的基本建议

对于 18 个月以下的婴幼儿，除了视频聊天外，应避免使用基于屏幕的媒体。对于 18～24 个月的孩子，家长应选择优质节目，与孩子一起观看。对于 2～5 岁的儿童，将使用屏幕的时间限制为每天 1 小时，观看高质量节目，避免将屏幕作为安抚奶嘴、保姆或制止孩子发脾气的工具。对于 6 岁及以上的儿童，应制定家庭媒体使用规则。例如：规定儿童使用屏幕的频率和时长，设定家庭无屏幕日；睡前 30～60 分钟关闭屏幕并将其拿出卧室；等等。

X 误区解读

家长自己教孩子学习不如使用早教机好

这种观点不正确。越来越多的家庭给婴幼儿使用各种早教机，认为这些以教学为目的的工具，能够给孩子更系统、更准确、更大量的知识，担心自己不会教或教不好。殊不知家长教儿童知识的过程，也是亲子互动的过程，家长亲自教孩子，不仅能够让孩子与家长有亲密的连接，还可以培养孩子的行为习惯，增进家长对孩子学习能力的了解。

答案：1. D；2. A；3. ×

健康知识小擂台

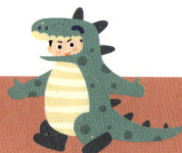

单选题：

1. 大脑结构发育过程包括以下哪些方面（　　）

　　A. 神经元生成与迁移　　　　B. 突触形成与修剪

　　C. 髓鞘化　　　　　　　　　D. 以上所有

2. 大脑发育的关键期在（　　）

　　A. 儿童阶段　　　　　　　　B. 青少年阶段

　　C. 成人阶段　　　　　　　　D. 老年阶段

判断题：

3. 大脑发育和遗传没有关系，仅受到后天环境的影响。

　　（　　）

儿童青少年心理发
展基础知识自测题
（答案见上页）

不断学习中的儿童青少年：

认知与
情感发展

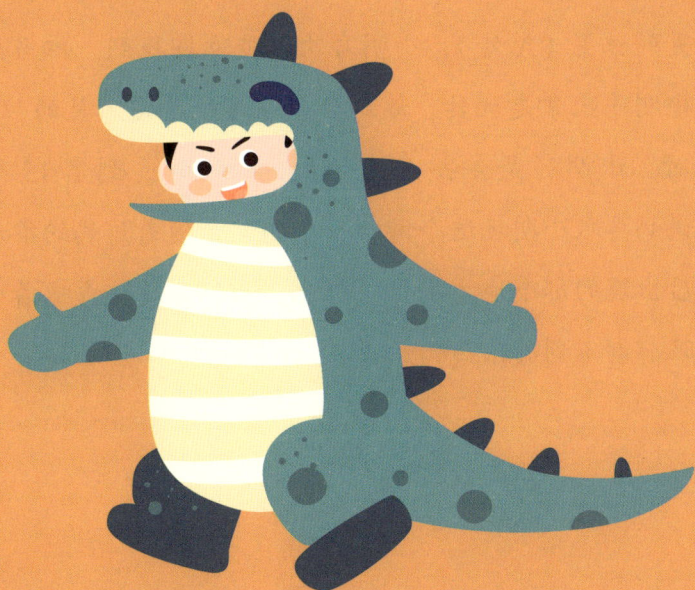

儿童青少年时期，是认知与情感迅速发展的黄金阶段。从初次接触外界的好奇宝宝，到逐渐了解并探索复杂世界的智者，孩子们在不断地学习、成长。玩耍，作为孩子的主要工作，不仅是乐趣的源泉，更是认知发展的催化剂。语言的学习、自我意识的形成、性别角色的认同，以及情感的表达，都是这一阶段的重要任务。同时，社交技能的拓展、道德观念的培养，以及对冲动行为的控制，都是孩子们成长为独立个体的必经之路。

认知的发展阶段：
从初次接触外界到了解复杂的世界

小明 10 个月大的时候，妈妈经常跟他玩"找东西"的游戏，比如妈妈把小明的玩具从他的手上拿走，放到床垫下一个看不见的位置（A 处），小明每次都能立即找到。但当妈妈再次从小明手上拿走玩具，放到床垫下另一个看不见的位置（B 处）时，小明还是会去 A 处寻找他的玩具。到了 15 个月大时，妈妈再跟小明玩这个游戏，小明就会随着妈妈的举动到玩具最后出现的那个地方去找。据此，我们知道这意味着小明意识到眼前看不到的东西仍然存在。

小课堂

1. 什么是认知发展

认知发展是指心理过程和内容随时间推移而发生变化。关于儿童的认知发展，不同的心理学家进行了研究和探索，其中瑞士心理学家让·皮亚杰进行了开拓性的工作，提出了一套有关儿童思维、推理和问题解决的理论。就像身体结构要适应环境一样，他认为儿童心理结构也要去适应或理解世界，帮助儿童应对复杂的周围环境。他把促使儿童能够理解世界的心理结构称为图式，基本的图式可以组合、整合和分化成更为复杂多样的行为模式。在认知发展的过程中，有两个基本过程协同工作以达到认知的发展，这两个过程就是"同化"和"顺应"。

2. 认知发展会经历哪几个阶段

让·皮亚杰认为，儿童的认知发展可以分为四个有序但不连续的阶段。

（1）感知运动阶段（0～2岁）：在婴儿出生的最初几个月中，大部分的行为都以有限的先天感觉、动作为基础，如吮吸、注视、抓握和推。在第一年中，婴儿通过眼、耳、手和嘴探索周围环境，感知运动序列得到改善、组合、协调和整合（如吮吸并抓握、注视并摆弄）。随着婴幼儿逐渐发现自己的行为能够对外界产生影响，他们的行为也变得更加丰富多彩。

（2）前运算阶段（3～7岁）：在这个阶段，儿童在认知上最大的进步就是可以用语言、绘画、假装游戏等来表达他们对这个世界的种种发现，但此阶段儿童的思维特点是自我中心，不能站在别人的角度来思考问题。如果你听过两三岁的孩子之间的对话，你可能会注意到这个特点，这个年龄的孩子经常自言自语，而不是与他人交流。

（3）具体运算阶段（8~11岁）：这个阶段的儿童开始了心理运算，即在头脑中产生了逻辑思维的活动，能够完成原先不能完成的任务，可以在脑海中通过心理活动完成逻辑思考。例如，一个儿童看见将同样多的水倒进两个相同的杯子里，再将其中一个杯子里的水倒进一个细长的杯子里，这个儿童仍然肯定地认为这两个杯子里的水一样多。这就是具体运算阶段的一个显著特征，这个阶段的儿童已经学会了所谓的"守恒"，即他们知道了"一定数目的物品不管空间距离如何改变，数目保持不变""不管一个物体形状如何改变，大小保持不变"。

（4）形式运算阶段（11岁以后）：在认知发展的最后阶段，思维逐渐变得抽象了。青少年开始认识到，他们所处的现实只是众多可以想象到的现实中的一个，他们开始思考真理、公平和存在等深刻的问题。一旦达到形式运算阶段，青少年开始像科学家一样，在面对问题时能够先提出假设，运用自己的推理能力，演绎出可验证的推论。

知识扩展

社会和文化对认知发展的影响

当代的研究者开始关注社会和文化在认知发展过程中的作用。其中，以心理学家维果斯基的研究最为著名。他认为，儿童通过内化的过程而获得发展。所谓"内化"，就是儿童吸收来自社会环境的知识，如儿童与成人或更成熟的同伴交流，儿童会把交流中学习到的思维和行为应用于解决新的任务。

身处不同文化环境和拥有不同教育背景的儿童所发展出的认知能力可能存在差异。每种文化都会把信仰、价值观、习惯的思维方式或问题解决办法传递给下一代人，因此文化教会了儿童思考什么以及如何去思考。例如，在某些文化环境中成长的儿童并没有表现出形式运算能力。让·皮亚杰在晚年也推测他所说的"形式运算"可能更依赖于儿童所受到的科学教育，而不是生物学决定的认知发展阶段。

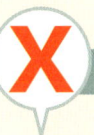

X 误区解读

儿童说谎一定是坏事

不一定是坏事。当孩子学会说谎，并能够根据对家长的观点和行为的推断，成功获取家长的信任，这说明孩子们已经慢慢地能够注意到一种情境的多个方面，也能够从他人的角度理解问题。因此，当家长们发现自己的孩子开始学会说谎，请不要先急着去批评、指责和教育，而是要看到孩子说谎行为背后认知能力的发展，并引导孩子去合理地表达内心的想法。

孩子的主要工作：玩耍

小明是个 9 岁的男孩，正在上小学三年级。他在二年级时因扰乱课堂秩序、对老师大发脾气而就诊，被医生诊断为"情绪障碍"。心理治疗师采用亲子互动游戏治疗，并指导家长采取积极养育策略进行干预，包括要求家长每天有效陪伴孩子玩耍20分钟、减少孩子每周课外班数量，以及给孩子更多自由玩耍时间。经过10次心理治疗，小明的情绪明显改善。治疗结束半年后随访，家长反馈小明未再因"扰乱课堂秩序"或"脾气暴躁"被老师批评。

💡 小课堂

1. 玩耍的意义

玩耍是以参与和投入为特征，具有高度的参与性、专注性和内在动机的活动，是儿童生活中不可或缺的一部分，对儿童的成长至关重要。有教育家曾经说过，"玩耍之于儿童，就像工作之于成人一般重要"。尽管玩耍中也会遇到挫折和挑战，但玩耍给儿童带来的更多是享受、动力、激动和愉悦，因此玩耍是快乐的。儿童在玩耍中经常面带微笑或开怀大笑。玩耍中，儿童具有主动性、决策性和自我选择性，能体验到控制力，这些对于儿童的情绪调节和健康发展起着关键作用。

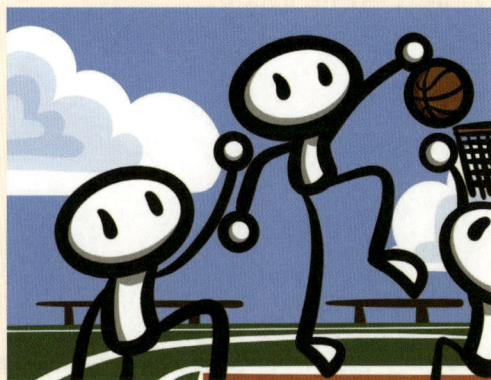

2. 玩耍如何全面促进儿童能力发展

玩耍为儿童各个心理领域的发展创造了机会，可以促进其运动、认知、社交和情感技能等方面的发展。在玩耍中，儿童总是将身体、心理、语言相结合，进行着一种深度的参与。比如，与小朋友一起玩积木时，他们不仅在应对有挑战性的任务，发展动作、空间、认知、创造等能力，还可能学习使用一些新的社交技能，包括分享玩具、商定分工、讨论方法等。玩耍中的重复行为蕴含着反复练习、尝试可能性、修正假设、发现新挑战的内涵，能够促进更深层次的学习。

3. 玩耍如何促进儿童社会能力发展

玩耍具有社会互动性。玩耍可以是儿童自己玩，也可以是与他人一起。在与他人的互动玩耍中，儿童学会了如何与他人建立联系、交流想法、了解他人，并练习分享、谈判和解决冲突，从而为建立更深的理解和更有利的关系铺平道路。儿童自己玩时经常会玩假装或"象征性"游戏，如过家家、买东西等。在这些活动中，儿童同样可以练习表达自己的想法和感受，学习如何控制自己的情绪、与他人互动、解决冲突，并获得能力。因此，这些玩耍为儿童发展关键的社会与情感知识和技能奠定了基础。

知识扩展

1. 什么是自由玩耍

自由玩耍是在保障安全的前提下，进行由儿童主导的玩耍。自由玩耍最主要的特点是自愿或自由选择，不受外部强加的规则约束，它是由儿童发起、维持、发展和控制的。儿童自由选择活动和重点，不受约束地自由表达，并与环境进行开放式互动。尽管这意味着玩耍会侧重于儿童已经熟悉和了解的思想、内容和语言，但它在儿童进行思维整合、情绪调控以及创造能力等方面的作用不言而喻。因此，建议给各年龄段儿童提供自由玩耍的时间、空间和环境。

2. 什么是结构化游戏

结构化游戏是玩耍中的一个重要类型，是按照一定的规则或预设来进行的活动。结构化游戏在引导儿童有目标地参与、有目的地发展儿童能力以及练习遵守社会规则等方面具有独特的优势。在游戏设计中，要遵从儿童的发育水平，以儿童的兴趣为出发点，保持对互动的敏感性，从而使儿童能积极参与，达到游戏的目的。

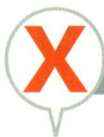

X 误区解读

"玩"和"学"冲突

很多家长认为，玩耍占用了"真正学习"的时间，不能给孩子带来发展。事实上，玩耍与学习一样，有助于儿童认知、社交、身体和情感的健康和发展，对孩子的学习和成长至关重要。

玩耍是每个孩子的权利。按游戏的功能可以分为物体探索游戏、身体游戏、假装/幻想或戏剧游戏、规则性游戏、建构性游戏、艺术类游戏、语言类游戏和户外游戏等。我们不难发现，这些游戏的功能和学习目的是相互统一的，通过游戏的方式能够达到学习技能的目的。尤其是对于6岁以下的儿童，游戏玩耍是他们最主要的学习方式。因此，有必要根据孩子的年龄阶段，给孩子提供适宜的游戏玩耍时间，特别是自由玩耍时间。

孩子是如何学会说话的

聪聪从小就喜欢跟身边的朋友们聊天，他会跟别的小朋友交流每天遇到的好玩的事情，还会跟爸爸妈妈分享在学校里学到的新知识。聪聪在二年级的时候，参加了社区的献爱心活动，来到他家附近的聋哑人学校，帮助那些不会说话的小朋友，虽然聪聪很开心帮助了别人，但是他也很疑惑，为什么我能跟身边的人说话，而那些小朋友却不会呢？

小课堂

1. 影响儿童学习语言的因素

儿童的语言发展主要受器官发育状态和语言环境的影响。儿童要学会说话，首先必须具备健全的听觉及发声器官、正常的脑部发育及智力发展，还有良好的沟通意愿。此外，一个能提供适当鼓励和学习机会的语言环境亦不容忽视。家长如何把握与儿童说话的机会和采取何种方法，都会直接影响到他的语言沟通能力。

2. 儿童的语言发展阶段

（1）声音发展阶段（出生至 6 个月）：这一阶段儿童会因为无条件反射而发出大量无意义的、非语言学意义的声音。此时，父母要将生活中的事物通过清晰准确、生动形象的语言传达给孩子，为他们提供丰富的视觉和听觉刺激，这有助于开拓婴儿的"听说系统"，为引导孩子模仿言语打下基础。

（2）被动语言交际阶段（6个月～1岁）：这一阶段儿童仍不会说话，但已对成人的语言有所理解，可以用自己的体态语言与成人进行简单的交流。此时，父母可将玩具等物品指给孩子看，告诉他们物品的名称、颜色等，帮助孩子积累词汇、学习生活常识。

（3）特殊语言交际阶段（1～2岁半）：这一阶段儿童已能发出基本的语音，但他们所使用的语言局限于单词句、双词句以及电报句等儿童的特殊语言。家长可以使用缓慢、清晰的语言引导孩子多开口说话，能让孩子把语言与生活中的事物和人对应起来，在大脑中形成印象，便于成功模仿。

（4）目标口语发展阶段（2岁半～6岁）：这一阶段儿童已基本掌握成人语言的语音系统和语法规则，具备一定的词汇量和语言运用技能，且从学习外部语言向学习内部语言过渡，并可能掌握书面语言。这一阶段是儿童口头语言发展的关键期，家长在这个阶段的重点是规范孩子的语言表达。通过简单的句子，让孩子正确表达自己的想法。

（5）成熟阶段（6～18岁）：这一阶段儿童不断完善自己的语言系统和语言运用技能，他们的语言已与成人语言差别不大。这一阶段是儿童学习书面语言的关键期，家长应鼓励孩子多阅读书籍，积极进行写作，让孩子掌握规范的书面语言表达方式。

知识扩展

1. 教孩子说话的技巧

说话是语言沟通的一种重要方式。孩子若要用说话来表达自己的思想，首先要明白话里的意思。家长最重要的是先启发他/她的理解能力，以帮助孩子建立良好的语言基础，然后再鼓励他/她多说话。

在教导过程中，家长与孩子说话的声音要柔和，音调多加抑扬顿挫，尽量用简单的语言，让他/她觉得说话是件轻松有趣的事；同时，说话要慢而清楚，防止孩子无法明白你在说什么。

此外，多给孩子表达自己的机会，耐心聆听和猜想他/她要表达的意思，及时对孩子的发声作出反馈。采取正面且积极的态度。不要因孩子说得不好而取笑、责怪他/她，反而要赞赏他/她尝试去说。

2. 孩子语言发育迟缓的干预方法

引起孩子语言发育迟缓的原因非常复杂，当家长怀疑孩子语言发育落后时，应当首先前往医院由专业医师进行评估，并根据医师的建议选择正规的干预方式。此外，家长也可以在家根据专家的建议，对孩子的语言和认知能力进行训练。父母在家多和孩子说话沟通、互动，提供良好的语言环境刺激；用吹蜡烛、吹纸条等方式来锻炼孩子的呼气能力，促进语言发展；或用图片、实物等工具来帮助孩子更好地理解语言与物品一一对应的关系。

需要给还不会说话的孩子朗读吗

现在，越来越多的家长注重培养孩子的早期阅读习惯，早早地为孩子准备各式各样的绘本，送孩子上阅读启蒙课。小美是一位新手妈妈，有一个咿咿呀呀的 6 月龄宝宝。面对社交媒体上众多网友关于早期阅读的建议以及种类繁多的童书，小美感到有些迷茫：宝宝还这么小，不会说话，面对书本只会抓、咬、撕扯，真的需要给宝宝朗读吗？怎样读书才最适合宝宝呢？

小课堂

1. **什么是早期阅读，为什么需要进行早期阅读**

早期阅读，又称亲子共读，是指在儿童早期发展阶段，儿童与父母共同进行的阅读活动。早期阅读并非仅是"家长读，孩子听"，而是家长通过提问、回答、讨论等方式鼓励孩子参与的互动式阅读活动。研究表明，早期阅读对儿童语言和读写能力发展具有正向促进作用。

首先，在亲子共读过程中，家长可能会使用语法结构更复杂的书面语，阅读的内容也可能是孩子未曾接触过的事物，孩子能够学习新词汇，接触更多样的句法结构，建立良好的语言基础。

其次，早期阅读能够培养孩子的共同注意力。共同注意力是指个体与他人共同关注同一事物，并通过语言或非语言沟通（如眼神跟随、手势指引等）方式意识到对方也在关注同一事物的能力。共同注意力对儿童社会认知与语言发展都具有重要的促进作用。当家长与孩子一起阅读时，孩子往往会随着家长的视线注视书上的图画与文字，而家长也可用手指着图画与文字命名或释义，引导孩子将注意力集中到相应的内容上，这样能够帮助孩子建立字词与事物的对应关系。孩子还能够从家长朗读的语音语调、表情或姿势中学习理解社交线索。

最后，早期阅读还能促进儿童的情感发展。亲子共读活动有助于强化情感纽带，形成积极的家庭教养方式，促进儿童社会情绪的健康发展。有研究显示，更高的亲子共读频率可以减少儿童社会情绪问题的发生率。

2. 需要给还不会说话的孩子朗读吗

美国儿科学会在 2014 年发布的一份报告中建议：家长应从婴儿期开始为孩子阅读，以增进亲子关系，促进和语言发展有关的神经回路形成。在婴儿出生以前，与语音感知相关的神经网络便已形成。刚出生的新生儿即具有分辨音素的能力。婴儿 3 月龄时，已具备一定的视听觉协调能力，例如通过视觉确认声音来源。朗读可以为孩子带来更丰富的听觉刺激，包括变化的韵律和语调。在朗读过程中，孩子能够捕捉到家长口型所带来的语音变化，帮助他们理解声音与口型之间的联系，这也是婴儿模仿声音和产生语言的基础。孩子听家长朗读时，需要同时加工来自听觉和视觉的信息，并整合、推断，以形成理解，这有助于他们感知能力的发展。此外，孩子还能从家长身上学习和理解非语言的沟通方式（如眼神交流、表情、手势语、体态语等）。因此，即使孩子还不会说话，为他们进行朗读也是有必要的。

目前，面向还不会说话的婴儿开展的早期阅读研究相对有限。一项基于爱尔兰全国代表性样本的纵向研究显示，9 月龄婴儿的亲子共读频率对其在 36 月龄时的词汇表达能力具有预测作用，该发现与在学龄前儿童群体中观察到的早期阅读与读写能力关联相一致。

知识扩展

如何进行早期阅读

（1）选择适合儿童的阅读材料：选择适宜儿童发展阶段的图书。例如，0～6 月龄的婴儿处于视觉迅速发展的阶段，其聚焦能力逐渐增强，眼睛跟随移动物体进行追踪的能力逐渐形成。刚出生的新生儿仅能分辨光线明暗，随着视觉系统的成熟，他们开始对更广泛的颜色产生兴趣，对更细微的色彩差异形成辨识能力。所以，对于 0～6 月龄的婴儿，可循序渐进，选择图案简单、对比强烈的黑白或彩色图画书进行阅读。6～12 月龄的婴儿开始具备独坐能力，并能进行简单抓握，此时可以引入布书、触摸书、洞洞书等，丰富孩子的触觉感受，提升阅读趣味性。12～18 月龄的幼儿可开始阅读画面更精细的图书。这也是孩子开始使用单词句的阶段，可尝试阅读发声书、童谣书、韵律书等，有助于孩子将语音和词句联系起来。18～36 月龄的幼儿可阅读具有更多文字信息的图书，如图文对照的短篇故事书。学龄前儿童可选择叙事性或说明性强的图书，以提高其阅读理解与思维能力，为入学做准备。

选择儿童阅读起来具有一定挑战性的图书。根据维果斯基的最近发展区理论，儿童的发展有两种水平，一种是儿童独立活动时所能达到的解决问题的水平，另一种是在有成人帮助下所能达到的解决问题的水平，两者之间的差异就是最近发展区。在阅读时，应为儿童选择略微超过其现有发展水平，但在成人的指导和辅助下可充分理解的图书，以发挥儿童的学习潜力。

（2）采用多种方式引导儿童阅读：早期阅读强调阅读的互动性，互动性是阅读质量的重要体现。家长可以用柔和、舒缓、富有感染力的方式朗读，还可以变换语音语调以模仿不同的故事角色。这样不仅能够增加阅读的吸引力，还能更好地向孩子传达故事的主旨和情感。对于年龄较小的孩子，家长可以一边指着书上的图片或文字一边读，这样有助于孩子建立语言音、义、形之间的联系。此外，还可以采取示范和演绎的方式，帮助孩子理解读物内容。例如，出现动作词时，家长可作出相应的动作；出现小动物时，家长可与孩子一同模仿小动物的叫声。对于年龄稍长的孩子，家长可在阅读过程中向孩子提出引导性问题，如"猜猜看接下来会发生什么""（故事角色）他／她为什么要这样做"，或将阅读内容与孩子的亲身经历联系起来，均可提高孩子的参与感，增强其联想力与记忆力。

采用跟孩子亲近的方式阅读，比如让孩子坐在家长怀里，或相互依偎着坐。对孩子翻阅、指读、提问及回答等行为给予充分的鼓励，以培养孩子良好的阅读习惯。

让孩子主导阅读的过程。例如，让孩子选择今天阅读的图书。当孩子长时间停留在书本的某一页时，耐心地等待他／她观察细节

和思考。孩子的注意力一般不会特别持久，需要以平常心对待他 /
她开小差或走神的行为。

X 误区解读

目前市面上有许多绘本和有声读物的 APP，资源丰富，互动性强，可以随时随地阅读，能够代替传统早期阅读

这是不能代替的。尽管数字阅读内容平台带来了诸多便利，但仅凭数字阅读内容是无法取代传统早期阅读中的亲子互动的。除增进亲子情感外，亲子共读还能够帮助孩子建立安全感和信任。家长在阅读过程中，可以根据孩子的阅读能力、阅读习惯及兴趣爱好，适时调整阅读的内容和方式。家长在阅读中采用的互动式对话，有助于孩子沟通能力的提高。孩子也能够通过翻书、触摸书及指读等动作，锻炼精细运动能力。有研究表明，相较于使用电子屏幕阅读，人们在阅读纸质材料时表现更为专注，且能记忆更多信息。此外，长时间观看电子屏幕会对儿童造成视觉疲劳、睡眠质量及活动水平下降等不良影响。

帮助孩子自己阅读

小飞是个 6 岁的女孩，上小学前，她一直有听妈妈讲睡前故事的习惯。上小学后，语文老师会在课堂上教授许多生动有趣的课文，这让小飞对故事有了愈发浓厚的兴趣。语文课本上的文章已经不能满足小飞的需求了，她要求妈妈给她讲更多的故事，于是妈妈把小飞带到书店，让她挑选自己感兴趣的书，小飞非常喜欢这个琳琅满目的故事世界。小飞挑选了自己感兴趣的故事，在妈妈的帮助下，开始自己阅读带拼音的故事书，并在其中获得了很多的乐趣。

小课堂

1. 阅读的好处

阅读在儿童发展心理学中具有非常重要的作用，它对儿童的认知、情感、社交和语言发展都有积极影响。

首先，阅读可以促进儿童的认知发展。通过阅读，儿童可以接触到各种不同的知识和信息，扩展自己的认知领域，提高思维能力和逻辑推理能力。阅读能激发儿童对世界的好奇心，并帮助他们建立对事物的认识和理解。

其次，阅读对儿童的情感发展也有积极影响。通过阅读不同类型的书籍，儿童可以接触到各种情感表达和情绪体验，理解不同人物的情感和情绪，培养自己的情感认知和情绪管理能力。阅读能帮助儿童认识自己的情感需求，促进自我认同和自我成长。

再次，阅读有助于儿童的社交发展。通过阅读，儿童可以了解不同人物之间的相处方式和沟通技巧，学习如何与他人合作、交流和理解他人的想法和感受。阅读能帮助儿童建立与他人的共鸣和情感联系，培养良好的人际交往能力。

最后，阅读对儿童的语言发展有重要作用。通过阅读，儿童可以接触到各种语言表达和语言结构，丰富自己的词汇量和语法知识，提高听、说、读、写等语言技能。阅读能激发儿童对语言的兴趣，培养他们的语言表达能力和沟通能力。

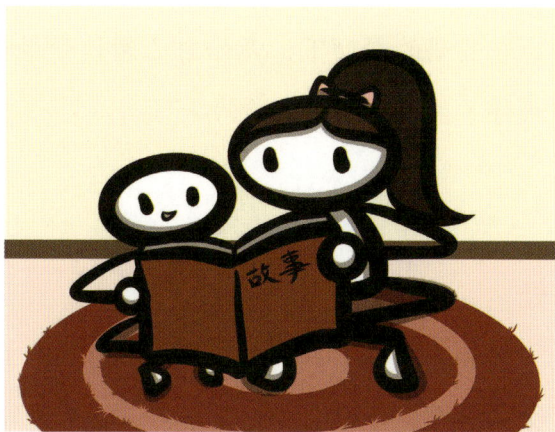

2. 如何培养孩子对阅读的兴趣

（1）早期接触：从孩子非常小的时候就开始让他们接触图书、故事书等阅读材料，培养对文字和图画的兴趣。

（2）创造愉快的阅读环境：为孩子创造一个安静、舒适的阅读环境，让他们觉得阅读是一件愉快的事情。可以在家里设置一个专门的阅读角落，并装饰成孩子喜欢的样式。

（3）多样化的阅读材料：为孩子提供各种类型的阅读材料，如故事书、漫画、启蒙读物等，满足孩子的多样化阅读需求。

（4）避免强迫：尽量避免强迫孩子去读书，应该让他们在自愿的情况下去选择阅读，这样才能真正培养起他们对阅读的兴趣和热爱。

3. 如何帮助孩子自己阅读

（1）鼓励孩子独立阅读：给予他们足够的自主权，鼓励他们自己挑选书籍并独立阅读，同时在需要时提供帮助和支持。

（2）提供反馈和鼓励：在他们阅读时，及时给予积极的反馈和肯定，激励他们继续阅读，并鼓励他们分享阅读体验。

（3）培养孩子的阅读技能：教导他们一些阅读技巧，如提问、总结、记录重点内容等，帮助他们更深入地理解和掌握书中的知识。

（4）与孩子一起阅读：和他们一起阅读，进行互动和讨论，帮助他们理解书中的意义和情节，同时加深亲子关系。

知识扩展

如何帮助阅读障碍的孩子自己阅读

（1）寻求专业帮助：尽早发现孩子的阅读障碍，并寻求专业帮助，以便及时采取干预措施。

（2）提供支持和鼓励：要鼓励孩子不放弃阅读，给予足够的支持和理解，让他们知道自己并不是孤单的。

（3）创造良好的阅读环境：为孩子创造一个安静、舒适、适宜阅读的环境，让他们有充足的时间和空间来练习阅读。

（4）使用多种学习方法：尝试使用多种学习方法，比如视觉、听觉和触觉等，找到适合孩子的学习方式。

（5）寻求辅助技术：有一些辅助技术，比如朗读软件、电子书和阅读辅助工具等，可以帮助他们克服阅读障碍。

性别认同与性别角色的形成

　　小美是个活泼的 5 岁女孩，最近迷上了赛车玩具，每天都要和幼儿园的男孩们比赛小车。但老师无意间说"这是男孩子玩的"，其他小朋友也开始笑她"不像女孩"。小美变得闷闷不乐，甚至偷偷把心爱的小赛车藏了起来。细心的妈妈发现后带小美观看了 F1 女赛车手的比赛视频，和老师沟通在教室设置"人人可玩"的玩具区，并陪小美用积木搭建"男女赛车手同场竞技"的场景。两个月后，小美不仅重拾赛车游戏，还带动更多女孩加入，现在她常说"男孩女孩都可以当赛车手！"

小课堂

1. 什么是性别认同

　　性别认同是指一个人对自己性别的心理认识和接受程度。它涉及个人对自身生理性别、社会角色、性别特征和性别行为的理解和接纳。大多数儿童在 2~3 岁时开始表现出对自己性别的基本认知，他们能够认识到自己是男孩还是女孩。5 岁左右，儿童认识到性别是相对稳定的，这种性别恒常性是性别认同的基础。同时，性别认同的形成是一个持续的过程，并且受到生理、社会、环境、认知等多种因素的影响，直到青春期和成年早期才逐渐稳定下来。在这个过程中，儿童会逐渐理解性别的社会意义，形成自己的性别角色和性别表达方式。

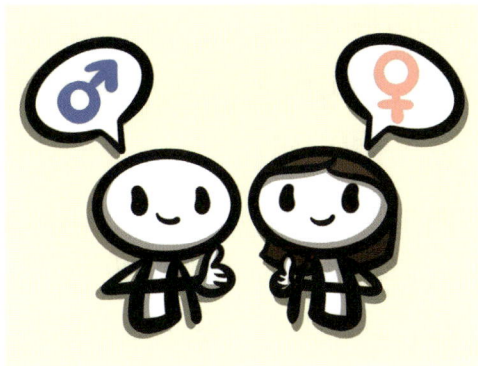

2. 性别角色的形成

性别角色是指个体在社会化过程中通过模仿学习获得的一套与自己性别相适应的行为规范，反映社会文化体系对男性或女性行为的不同期望和规范，包括男女两性所持的不同态度、情感、人格特征和社会行为模式。

研究表明，婴儿在 3 ~ 4 个月时就能区分性别特征，9 ~ 11 个月大的婴儿能够根据性别区分不同的脸庞，逐渐习惯两种性别并把它们与脸庞和声音联系起来。2 岁儿童开始模仿性别角色，如在玩具选择和活动上表现出性别偏好；儿童在 2 岁半左右开始学习性别相关行为，逐渐形成性别角色。随着教育和环境的影响与塑造，个体在青春期时基本形成相对稳定的性别角色。

📚 知识扩展 ////

1. 错位的躯体——性别认同障碍

性别认同障碍，又称为性别错位症，当个体形成与生理性别不同的性别角色认同时，就可以认为存在性别认同障碍。

2. 性别角色形成的影响因素

性别角色的形成受到生理因素、心理因素、家庭因素、学校因素、社会文化等多种因素的影响。

（1）生理因素：生理因素在性别角色的形成中起着重要作用。如，遗传基因、性激素和大脑结构等方面的差异会影响个体的性别认同和行为表现。某些基因变异可能与特定性别角色的行为倾向有关。

（2）心理因素：儿童对性别的认知发展与观察模仿学习是性别角色形成的关键。如女孩会模仿母亲的行为来学习成为"女孩子"。

（3）家庭因素：家庭中的角色模型、父母的教养方式和家庭互动等都会影响儿童的性别角色发展。孩子在成长过程中会模仿家庭中的性别角色行为，如果父母对性别角色有明确的观念和行为模式，孩子会受到明显的影响。

（4）学校因素：儿童进入学龄期以后，学校教育强化了男女两性的角色差异，教学的主体教师和教材都传递着有关性别差异的信息。这段时期是个体学习和自我塑造的重要时期。因此学校也成了影响性别角色发展的重要因素。

（5）社会文化因素：电视节目等媒体可能会强化性别刻板印象，不同文化传统对性别角色的看法是不同的。

X 误区解读

男性就应该坚强、竞争，女性就应该温柔、体贴

这种观点是不正确的。性别角色期待是社会文化构建的产物，具有可变性。现代社会越来越重视性别角色的多样性和平等性，鼓励个体根据自己的兴趣和能力发展，而不是严格遵循传统的性别角色期望。男性既可以有阳刚之气，同时也可以有温柔体贴的一面；女性既可以温柔体贴，同时也可以果敢坚定。

孩子的气质是天生的吗

　　大双和小双是一对 3 岁的双胞胎姐妹。小双从小就表现得非常活泼好动，总是喜欢探索周围的世界。父母常常发现她对新事物充满好奇，乐于尝试各种新的活动和游戏。相比之下，大双的性格却截然不同，她比较安静内向，遇到陌生人或新环境时总是显得有些害羞和紧张，不愿意或者需要较长时间才能尝试新事物。尽管两人从小一起玩耍，吃住环境几乎一样，但她们的行为和性格却有着明显的差异。父母不禁开始思考：为什么在同样的家庭环境下，孩子们会表现出如此不同的性格特点？这是因为孩子有不同的气质。

💡 小课堂 · · · · · · · · · · · · · · ·

1. 什么是气质

　　气质是指个体在情绪、活动和注意力领域，反应性和自我控制方面的先天差异，并且这种差异具备一定的生理基础。婴儿的气质通常可以分为三种类型：容易型、困难型和慢热型。容易型气质的婴儿通常脾气好，情绪积极，适应性强，对新事物充满好奇心。他们的生活规律，易于预测。困难型气质的婴儿则表现为不稳定、易怒，行为习惯不规律，对日常生活中的变化反应过度，对陌生人或新环境适应比较消极。慢热型气质的婴儿一般不太活跃，可能显得有些忧郁，对陌生人和新环境的适应速度较慢，但与困难型不同，他们对新事物的反应较为温和，而非激烈和消极。

2. 孩子的气质是天生的吗

气质是一种复杂的特征，受遗传因素和环境因素的双重影响，即不同的生物因素和环境因素共同作用塑造个体的气质特点。婴幼儿在活动水平、情绪反应、抑制力、反应性和社交能力方面的差异，很大程度上是由遗传形成的。然而，营养、母亲压力和接触有害物质等也会对气质的形成产生重要作用。特定基因与某些气质特征有关，但这些遗传效应也会受到环境因素的影响。例如，母亲在妊娠期间如果压力过大，可能会影响孩子的气质发展，导致他们的情绪和行为偏向消极。

知识扩展

1. 气质与人格发展的关系

气质和人格在一个人的成长过程中密切相关。气质指的是情绪、行为和注意力方面的一系列稳定差异，这些差异通常在儿童时期就能观察到。而人格则包含更广泛的特征，包括情绪、行为和认知方式。童年时期的气质特征会随着年龄的增长逐渐演变为人格特征。

儿童早期的气质往往表现出较高的稳定性。例如，在婴儿期表现出较高积极情绪的儿童，在学龄前及以后很可能会表现出外向性。这种稳定性主要受遗传因素的影响。不过，环境因素也会对儿童气质的形成产生影响。行为遗传学的研究表明，儿童时期的气质特征可能会随着个体的成熟而融入"大五"人格特质中。例如，婴儿期的积极情绪和交际能力在成年后可能发展为外向性，而消极情绪和过度反应则可能表现为神经质。随着年龄的增长，气质和人格特质都会变得更加稳定。

气质特征向人格特征的转化主要涉及四个过程：学习、环境激发、环境建构和环境选择。学习和环境激发在婴儿出生后的前几个月中开始体现；随着认知能力的发展，环境建构过程也开始起效；自我调节机能提升后，环境选择在儿童人格发展中起作用，尤其在青少年时期。例如，高活动水平的孩子可能会更喜欢强烈刺激，而胆小的孩子可能会因犯错而产生回避行为。环境激发指婴儿的气质对照料者反应的影响。比如，母亲对控制水平不同的孩子会采用不同的教育策略，高自我控制的孩子会激发母亲更多的积极养育策略。随着语言和认知能力的发展，气质差异会影响儿童对环境经验的建构方式。例如，积极情绪性较高的孩子可能会将繁忙的社交环境视为交朋友的机会，而消极情绪性较高的孩子可能会视为嘈杂和令人不安的情境。随着儿童的成长和自我调节能力的提高，他们开始作出选择并表现出特定的偏好，从而进一步塑造他们的个性。

2. 什么是"大五"人格特质

"大五"人格特质是一个广泛应用的人格理论模型，它将人格分为五个主要维度：外向性、宜人性、尽责性、神经质和开放性。外向性反映了个体在社交和活动中的积极性和兴奋度，高外向性的人通常活泼、健谈，喜欢参与社交活动，而低外向性的人则较为安静和保守，更倾向于独处。宜人性则衡量了个体在待人接物中的友好和合作性，高宜人性的人通常善解人意、乐于助人、信任他人，而低宜人性的人可能较为冷漠、怀疑他人，更具对抗性。尽责性反映了个体在计划、组织和执行任务时的自律性和可靠性，高尽责性的人通常有条理、责任心强，做事认真，而低尽责性的人则可能较为随意、缺乏组织性和自律性。神经质衡量了个体在情绪上的稳定性和消极情绪的频率，高神经质的人容易感到焦虑、紧张，情绪波动大，而低神经质的人则较为情绪稳定、冷静，应对压力能力强。开放性则反映了个体在思想、兴趣和创意等方面的开放性和接受度，高开放性的人通常具有丰富的想象力、好奇心强，乐于尝试新事物，而低开放性的人则较为传统、保守，不太愿意接受新体验。

"大五"人格特质模型提供了一个系统和全面的框架来理解和预测个体的行为和心理特征。通过了解一个人的"大五"人格特质，可以更好地预见他们在不同情境下的行为反应，帮助个人在职业选择、团队合作和人际关系中作出更明智的决策。例如，高外向性和高宜人性的人可能更适合需要团队合作和社交能力的工作，而高尽责性的人则可能在需要高度自律和责任感的岗位上表现出色。神经质较低的人通常在压力大

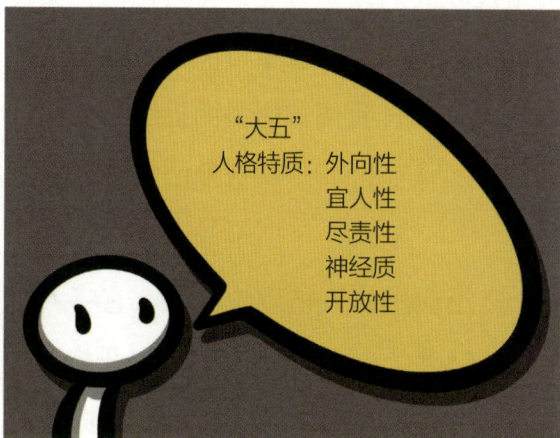

"大五"
人格特质：外向性
宜人性
尽责性
神经质
开放性

的环境中表现更好，而高开放性的人则适合需要创新和创意的职业。

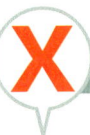

X 误区解读

哭声免疫法真的有效

哭声免疫法是一种婴儿睡眠训练方法，旨在帮助婴儿学会自己入睡。其基本原理是婴儿在睡觉时哭泣，而家长不立即干预，从而让婴儿逐渐适应自己入睡，即哭了不抱，不哭才抱。其目的是培养婴儿的自我安抚和控制能力，逐渐减少对家长的依赖，同时帮助婴儿养成规律的睡眠习惯，提高睡眠质量。然而，哭声免疫法存在许多问题。首先，婴儿通过哭泣来表达需求和不适，当他们的哭声被忽视时，可能会产生极大的情感压力和焦虑感。这种长时间的情绪压抑可能导致婴儿感到被抛弃和不安全，进而影响他们对父母的信任感和依恋关系的建立。其次，长时间哭泣会导致婴儿体内压力激素（如皮质醇）水平升高，过高的皮质醇水平会影响婴儿大脑的发育，尤其是与情感调节和应对压力相关的脑区。持续的高压状态可能损害婴儿的神经系统，进而影响其认知功能和行为表现。最后，每个婴儿的气质和需求不同，有些婴儿可能比其他婴儿更需要亲密的照顾和安抚。哭声免疫法是一种"一刀切"的方法，忽视了婴儿的个体差异和独特需求，不能真正满足所有婴儿的睡眠和情感需求。总之，虽然哭声免疫法可能在短期内有效，但从长远来看，它对婴儿的情感、心理和大脑发育，以及与父母的亲子关系和长大后的心理健康，都可能产生不利影响。

帮助孩子恰当表达情绪

　　小宇今年5岁，平时性格活泼开朗，但经常因为一些小事而大发雷霆。例如，玩游戏输了，他会哭泣、摔东西，甚至打人。父母试图安慰他，但似乎没有什么效果。然而，当小宇遇到高兴的事情时，比如获得了新玩具或结交了好朋友，会表现出极大的喜悦和兴奋，跳跃、笑闹，并且急于与父母分享。小宇的父母希望能够找到一种方法，帮助他在各种状态下处理和表达自己的情绪，以便他能够更好地适应社交环境和学校生活。

小课堂

1. 情绪的概念及分类

　　情绪是人类和其他动物对特定刺激的自然反应，它包括一系列的生理变化、心理体验和行为表达。根据心理学的研究，情绪可以分为基本情绪和复杂情绪。基本情绪是人类天生就具有的，如快乐、悲伤、愤怒、恐惧等。而复杂情绪是由基本情绪组合而成的，且存在个体差异，如焦虑、羞愧、自豪等。此外，情绪还分为积极情绪和消极情绪、状态情绪和特质情绪等。

2. 儿童情绪问题有哪些表现和成因

　　儿童情绪问题是指儿童在情绪调节、情绪表达或情绪理解方面遇到的困难。主要表现有以下几点。

（1）情绪不稳定：经常经历情绪波动，从一个极端情绪迅速转换到另一个极端情绪。

（2）情绪调节困难：难以控制自己的情绪反应，如愤怒或悲伤，导致情绪爆发或持续的负面情绪状态。

（3）情绪表达不当：无法以恰当的方式表达自己的情绪，如用攻击性行为代替言语表达愤怒。

（4）情绪冷淡：对情绪反应不明显，表现出情感冷漠。

（5）情绪过度：对某些情绪反应过度，如过度焦虑或恐惧。

引起上述表现的原因可能涉及多个方面，儿童的大脑仍在发育中，特别是与情绪调节相关的区域，发育未完善可能导致儿童在情绪调节上遇到困难；家庭环境中的压力、冲突以及父母情绪表达的方式，会潜移默化地影响儿童的情绪发展。同时，父母教养方式，包括情绪表达的指导以及解决问题的策略，都可能影响儿童的情绪理解和情绪表达。此外，在个人特质层面，孩子的性格特征与他们处理情绪的方式也具有联系。

知识扩展

1. 如何帮助孩子理解和掌控情绪

许多研究表明，在亲子互动过程中，儿童观察父母的情绪调节策略、情绪指导原则，以及亲子关系的情绪氛围，从而发展自己的情绪调节能力。

首先，积极回应孩子的情绪表达很重要。父母可以通过自己的情绪表达，以支持或不支持的方式对孩子的情绪表达作出回应，也可以通过加强对情境相关情绪的解释，帮助孩子理解情绪，促进孩子情绪社会化的发展。

其次，加强亲子间与情绪相关的谈话也有所助益。父母可以在各种互动活动中澄清、解释以及讨论自己和他人的情绪体验和感受，详细说明情绪对应的情境或原因。例如，"我现在有点不高兴，因为……"通过这些互动，父母可以鼓励并引导孩子形成对自己和他人情绪的认知，促进儿童对情绪的理解。

2. 如何帮助孩子恰当表达情绪

帮助孩子正确表达情绪是儿童情绪教育的重要部分。首先，父母可以通过情绪卡片、表情图或角色扮演游戏来帮助孩子识别和命名情绪，了解不同的情绪以及这些情绪的生理和心理表现。其次，父母提供安全的情绪表达方式，如绘画、写作或音乐，让孩子通过创造性活动来表达情绪，同时引导孩子采用非攻击性的情绪表达方式，避免伤害自己或他人。最后，父母可以鼓励孩子在感到情绪波动时采取积极的自我照顾措施，如转移注意力、进行喜欢的活动、积极地自我暗示或寻求信任成年人的支持等。

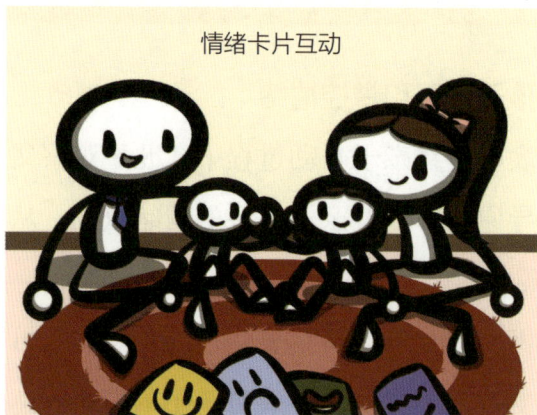

情绪卡片互动

✕ 误区解读

孩子闹情绪很正常，不必理睬

这种观点不正确。有些父母可能会认为孩子的情绪无关紧要，因此忽略或压抑孩子的情绪。然而，这种做法会导致孩子的情绪无法得到正确的表达和调节，从而影响他们的心理健康。父母应该重视孩子的情绪，倾听他们的感受，并给予适当的关注和支持。

情感锻炼：学会应对恐惧、焦虑和愤怒

苗苗今年 6 岁，准备上小学了，妈妈也意识到孩子长大了，决定和她分床睡。苗苗从来没有和妈妈分开睡过，她不想让妈妈离开自己，说自己害怕，不敢一个人睡。为了培养孩子的独立能力，每次苗苗害怕哭泣的时候，妈妈都鼓励她：这有什么好怕的，你要锻炼自己做一个坚强的孩子。但是妈妈越是这样说，苗苗哭得越厉害。妈妈没办法，最后只好继续和苗苗一起睡了。

💡 小课堂

1. 什么是情感锻炼

身体锻炼可以促进身体健康，情感锻炼也可以促进心理健康。情感锻炼是指通过特定的方法或活动来增强或调整个人的情感能力，包括情感的表达、理解、管理和控制等，是儿童青少年情感发展的必经过程。

2. 如何进行情感锻炼

（1）正常化：个体出现恐惧、焦虑、愤怒等情感都是正常的，没有好坏之分，一旦出现要给情感"空间"，不用马上让这种情感消失。

（2）不回避：当恐惧、焦虑出现时，鼓励孩子面对他们害怕的事物或情境，从远距离观察开始，逐渐靠近并尝试接触。这有助于孩子逐渐适应并减少恐惧焦虑。

（3）助表达：对于青少年，可以回应：我听见你很担心害怕，可以跟我详细说说吗？对不善于表达或者年龄较小的儿童，可以替其表达，比如说：你是不是很害怕（担心、生气……）？

（4）给支持：年龄较小的儿童，常对陌生人或不熟悉的场景感到恐惧，看见成人害怕，他们可能也跟着害怕。成人要注意自己恐惧情绪对孩子可能产生的影响。遇到陌生人，可以说：你不认识这个叔叔对吗，他是妈妈的好朋友！对于青少年的害怕，可以说：我们试着一起想办法，看看会不会让害怕慢慢减少。避免使用"这有啥可害怕（担心、生气）的……"这样的字眼。

（5）勤奖励：当发现孩子面对之前恐惧的事物不再感到恐惧时，应及时给予奖励。

（6）重管理：如果孩子非常害怕紧张，家长除了做到上述几点，还可以帮助孩子管理情绪，如引导孩子看向四周有趣的物品、倾听周围的各种声音、提供一些小零食或握一握孩子的手。指导青少年使用情绪应对的方法，并鼓励他们用自己的经验来管理情绪。

3. 如何应对愤怒

（1）理解愤怒背后的情绪，大多数是悲伤，可以对孩子说：

你可能感到很难过。

（2）尝试拥抱孩子，避免用愤怒的方式训斥孩子。

（3）设立界限，如可以对孩子说：可以哭一哭，但不能扔东西、不能打人。

（4）不要在孩子哭闹时讲道理，也不要在孩子哭闹时满足他/她的要求，这样会形成越来越多的不良行为。

（5）家长有时要主动满足孩子合理的要求，比如平时就注意到孩子喜欢的物品，给孩子惊喜。

知识扩展

1. 恐惧、焦虑是如何形成的

恐惧、焦虑的形成因素包括先天因素和后天因素。先天因素中，如果家长比较焦虑，就容易遗传给孩子。后天因素中，家庭环境因素的影响最大。如果家长过度忽视孩子，例如在孩子害怕的时候不及时安抚、家庭频繁争吵等，孩子会感觉不安全。另外，家长溺爱孩子，因怕摔着或碰着而过度保护，也会培养出容易恐惧、焦虑的孩子；有时成人过分夸大某件事的危险性，如食品卫生问题、公共安全问题等，久而久之也容易引发孩子的恐惧、焦虑情绪。

2. 恐惧、焦虑在哪些情况下需要进行专业干预

当孩子的恐惧、焦虑已经严重干扰到日常生活时，比如不敢与家人分开、不让家人上班、不敢上学、不敢去人多的地方、对生活中的很多事情都担心，有时还会出现头痛、头晕、胸闷、心慌、胃痛、腹泻、失眠等症状（身体检查正常），且持续时间超过1个

月，就需要到心理专业机构进行评估干预。

依恋与分离：成长为一个独立的个体

小明今年 3 岁了，是幼儿园小班学生。从小主要由妈妈一个人抚养，爸爸因工作长期在外地。他刚开始上幼儿园时，连续几天走到幼儿园门口就大声哭闹，喊着"妈妈、妈妈"，不愿意进去，晚上睡觉还总说梦话"不要上幼儿园"。被妈妈强行送入幼儿园后，小明总是跟在老师后面寸步不离。妈妈不明白小明这是怎么了，于是求助心理医生。心理医生解释说："这是分离焦虑，是刚上幼儿园的孩子与亲密照护者突然分开后的一种反应，慢慢适应就会好了。"

小课堂

1. 什么是分离焦虑，什么是依恋

分离焦虑是婴幼儿与照护者建立亲密情感联结后，在与之分离时，产生的伤心、痛苦情绪，并表现出拒绝分离的行为。分离焦虑是婴幼儿焦虑的一种类型。

依恋被定义为婴幼儿和其照护者（一般为父母亲）之间存在的一种特殊的感情关系。

2. 依恋理论

依恋理论首先由英国精神病学家约翰·鲍尔比（John Bowlby）提出。他在 20 世纪中期通过研究母婴关系奠定了该理论的基础。

他通过一系列研究指出：在个人生活的最初几年里，延长在公共机构内照料的时间和 / 或经常变换主要养育者，对人格发展有不良影响。1969 年，鲍尔比关于依恋的三部重要著作的第一部问世，它阐述了婴儿与照护者之间的联系。这部著作具有划时代的意义，强调了依恋是生命系统的一部分，虽然它在整个生命过程中都存在，但在儿童早期最明显，儿童只有把父母作为"安全基地"才能有效地探索其周围环境。假如婴儿不寻求并维持与照护者的亲近，可能会面临生存危机。

3. 依恋在何时形成

婴儿在 3 ~ 6 个月开始对刺激出现有差别的反应，在 6 个月 ~ 2 岁时会对特定的照护者形成特殊的情感联结。所以照护者在这一时期不可忽视和孩子的互动，孩子的需要多是通过哭、笑、喊叫或身体偎依等方式表达。父母只有在接触中了解其表达方式，才能给予适当的满足。

知识扩展

依恋分为哪些类型

美国心理学家玛丽·安斯沃思（Mary Ainsworth）与同事设计了陌生情境测试（1978 年），以评定 1 岁婴儿对其母亲依恋的安全性。

陌生情境测试是在一间实验性玩具室内，观察婴儿、养育者（多为母亲）和一名友好却陌生的成人在一系列情境中的行为与反应。此操作程序的关键是婴儿与每个成人分离、重聚的标准顺序。

在设计的 8 个情境中，儿童经历逐级增加的忧伤及对亲近的更大需要，整个过程约需 20 分钟。儿童需要满足的程度及使用的方法被认为反映了依恋的质量。最初，母亲与儿童被邀请进入一间放有适当玩具的舒适的实验室，当儿童安静下来并开始玩玩具时，便有陌生人加入。而后，相继有母亲离去、陌生人与儿童相处、母亲回来陌生人离去、母亲离去儿童独处等情境，儿童的反应用录像带进行记录。事后，依据录像带的记录评估儿童的探索行为、对养育者与陌生人的倾向性、在简单分离后重聚时对母亲的反应等，来将依恋进行分类。虽然儿童的所有行为都要考虑，但在区分依恋类别时，重聚时的行为表现具有最突出的意义。

安斯沃思的陌生情境测试将婴儿的依恋关系分为四种。

（1）安全依恋，安全型：这类儿童与母亲在一起时能舒心地玩玩具，并不总是依附母亲，但当母亲离去时，他们会明显地表现出苦恼的情绪。当母亲回来时，儿童会立即寻求与母亲的接触，并很快平静下来，继续玩游戏。

（2）不安全依恋，回避型：这类儿童在母亲离去时并未表现出紧张或忧虑情绪，当母亲回来时，他们亦不予理会，或短暂接近一下又走开，表现出忽视及躲避行为。这类儿童接受陌生人的安慰与接受母亲的安慰没有差别。

（3）不安全依恋，矛盾型：此类儿童对母亲的离去表现出强烈反抗，当母亲回来时，他们会寻求与母亲的接触，但同时又显示出反抗，甚至发怒，不能再去玩游戏。

（4）不安全依恋，混乱型：此类儿童对母亲的离去及回来均展现出冷漠。

X 误区解读

频繁更换抚养人可以锻炼孩子独立自主的意识

这种观念不正确。正如依恋理论所描述的，幼儿和他的照护者之间（通常是父母）存在一种特殊的感情关系。稳定的依恋关系是孩子安全感的重要来源。频繁更换照护者对于孩子来说等于不停地面临着分离、依恋关系的变更，不利于孩子建立安全稳定的依恋关系。

人格：成为独一无二的自己

晓轩是一名初二的学生。有一次上心理课的时候，他听见心理老师说：心理健康的终极目标是人格的完善和发展，我们要努力培养健全的人格。有一次，学校来了一位心理专家，在讲座中提到：有人格问题的人，如果出现了心理问题，治疗起来有难度……晓轩感到困惑：人格到底是什么？人格和性格有什么关系？好人格和坏人格有什么不同？

💡 小课堂

1. 什么是人格

人格，又称个性，是个体比较稳定的心理特征，包括气质、性格、能力、兴趣爱好、认知特点、情绪自我调控等各方面。比如，有的孩子比较安静，不爱发脾气、喜欢一个人玩、喜欢看书、对音乐精通、对数学理解力差一些；有的孩子喜欢和小伙伴在一起，喜欢运动、绘画，爱好表演，爱发脾气，数学一学就会、阅读写作差一些。认知风格，就是看待事物往好处看还是坏处看，会不会灵活地看；情绪自我调控，即在不顺心或有压力的时候情绪的波动性大小……可以说，每个人正是因为人格的独特性，才和别人不一样。

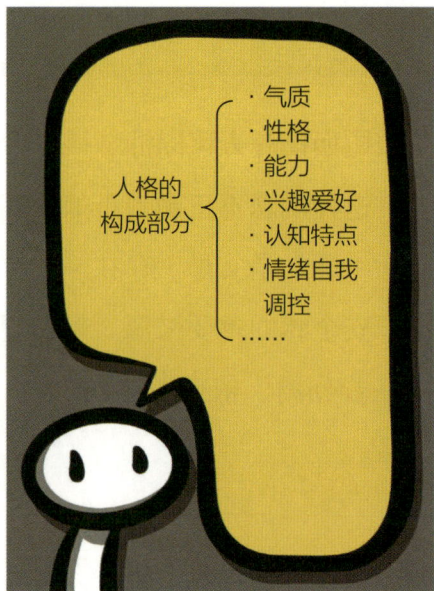

人格的
构成部分
· 气质
· 性格
· 能力
· 兴趣爱好
· 认知特点
· 情绪自我
  调控
……

2. 人格是天生的还是后天塑造的

人格一部分是天生的，一部分是后天环境塑造的。每个人从出生的那一刻起，就具有各自的独特特征——气质。有的出生后爱哭叫，穿衣、睡醒、喂奶前大哭大叫、手脚乱踢，表现比较活泼；有的表现安静，出生后不爱哭闹，动作慢，安静环视四周。有的孩子可能遗传了父母的人格特征，比如父亲脾气暴躁，孩子可能会暴躁；母亲喜欢音乐，孩子也会喜欢音乐。

人格也是后天环境塑造的，环境因素主要指家庭养育环境。比如，天生爱哭闹的孩子，如果家长在抚养过程中有一定的耐心，那么这个孩子随着长大情绪会趋于稳定；如果一个孩子经常得到家长的夸奖，他／她就会形成"我有我的优点"这样的自我认知。父母关系好，孩子就会形成和其他人的良好人际交往模式。如果天生爱哭闹的孩子，家长在抚养过程中缺乏耐心，经常斥责，随着长大，这个孩子的脾气可能会越来越暴躁，容易形成"我不被人喜欢"的认知。如果父母之间冲突比较多，孩子成长过程中也可能把父母的关系模式带到自己和别人的关系中。这些都体现了环境对人格的塑造性。

知识扩展

1. 人格有好坏之分吗，什么是健康完善的人格

人格没有好坏，但有健康与不健康之分。在上述提到的人格所包括的要素中，气质、性格、兴趣、能力等与心理健康关系不大，它们没有好坏，只有不同。比如，不能说一个学习不好的孩子人格有问题。人格与心理健康关系最大的要素有两个：认知特点和情绪的自我调控。认知就是对自己、他人以及整个世界的看法，用灵活的视角看自己、他人和世界，就是健康的，反之是不健康的。情绪调控能力如果稳定，就是健康的，如果"易燃易爆"就是不健康的。这两个要素构成健康完善的人格基础。总之，每个孩子都可以有独特的气质、性格、能力、兴趣爱好，但是在认知特点、情绪自我调控的培养上，要努力把儿童青少年引导向健康的人格发展方向，使他们成为独一无二的个体。

2. 了解人格障碍，健康从娃娃抓起

人格障碍从小逐渐形成，18岁以后才能被诊断。"障碍"说明一个人的人格已经给他自己和周围人造成了痛苦。记住以下人格障碍的核心特点，家长在培养孩子的过程中应避免孩子向这样的人格

发展。

（1）偏执型人格障碍：敏感多疑、耿耿于怀，总觉得别人故意和自己过不去。

（2）反社会型人格障碍：违反规则、冷酷无情、欺凌他人、虐待动物。

（3）边缘型人格障碍：人际关系极端亲密或对立，常常抑郁、焦虑和愤怒，有自伤自杀行为。

（4）自恋型人格障碍：期待自己的"优越"引起关注，需要他人不断赞美自己，只管自己的感受，不关心他人。

（5）表演型人格障碍：期待自己的脆弱或无助会引起他人关注，特别喜欢别人的注意和夸奖，对轻微刺激大惊小怪，情感反应随意。

（6）回避型人格障碍：对批评敏感，担心较多，对社交场合回避。

（7）依赖型人格障碍：对他人过度依赖、过分顺从，对分离恐惧。

（8）强迫型人格障碍：谨小慎微、严格要求、关注细节、追求完美。

社交让世界不断扩展

小欣刚出生时，就因为重症新生儿肺炎在保温箱里待了1个月。从小母亲对养育小欣就格外重视，总是担心小欣的安全与健康问题。小欣也像母亲担心的那样，不但性格敏感、胆小，而且身体也很脆弱，几乎每个月都会感冒发热。母亲为了更好地照顾小欣，直到初中一年级才在小欣的强烈争取下同意与她分床睡。开始进入青春期的小欣，不再像小时候那样体弱多病，连性格也逐渐开朗起来，她开始盼望与同学、朋友有更多的相处时间，每到周末，小欣都想和小伙伴出去相聚。这让母亲非常担心，担心小欣交往了不良少年，反复盘问小欣，打电话催促小欣回家。这让小欣在朋友面前感觉很丢脸。

小课堂

1. 家庭在儿童社会化进程中有何作用

家庭最重要的功能是照顾年幼的儿童并促使其社会化。社会化是儿童获得被社会普遍认可的信念、动机、价值观及行为方式的过程。家庭是最基本的社会单元，是儿童社会化的首要机构。那么，家庭在儿童的社会化过程中起到了怎样的作用？

从母婴互动开始，温暖、敏感的母亲能促进孩子形成安全型的依恋，让孩子愿意去探索，善于交往。在孩子 2 岁多时，父母开始注重教育孩子的行为规则，不但要灌输给孩子基本的社会礼仪和自我控制的意识，还要注意设法培养孩子逐步萌发的自主性，不削弱孩子的好奇心、主动性。当孩子犯错误的时候不过多地批评指责，避免让孩子体验到羞耻感，让孩子在同伴交往中更有自信。进入青少年期，父母要理解孩子自主性的需要，要逐步适应在亲子关系中从主导地位向平等的地位发展，允许青少年将归属感从家庭内转向同伴。

儿童的社会化发展总会被家庭关系影响。良好的父母关系，也有助于顺利克服俄狄浦斯期焦虑（弗洛伊德精神分析理论中的一个核心概念，指 3 ~ 6 岁儿童在心理发展过程中因对异性父母产生爱慕感，同时恐惧同性父母的惩罚或报复而产生的矛盾性焦虑），让孩子学会用认同的方式克服嫉妒，为他们在将来处理复杂的人际关系时获得相应的能力。父母合作的、非对抗性关系也会对儿童将来处理人际矛盾及亲密关系提供良好的示范作用。

2. 同伴交往对儿童社会化进程有何作用

除了成人对儿童社会化的重要作用外，同伴对儿童和青少年的发展也起到了促进作用。在与父母的交往中，儿童属于从属地位，需要遵从父母的权威。同伴的特点是拥有平等的权利和地位，因此儿童在与同伴交往中必须学会理解彼此的观点，相互协商、妥协、合作。儿童在与同伴的交往中要学会接受彼此的差异，学会在良好的关系中保持独立性。

很小的婴幼儿就会有简单的社交偏好。例如，选择喜欢的小朋友交换玩具，并在互动中表现出轮替交换的行为。2 岁多的学步儿开始参与互补的角色扮演游戏，例如"我当医生，你来当患者"。在学龄前，这种假装游戏的规则变得越来越具体，儿童的社会技能也变得越来越成熟。进入学龄期以后，同伴的交往逐渐向同伴群体发展，儿童开始在群体里找到归属感，并形成群体自己的规范，如下课时在一起玩。进入青少年早期，同伴向同性别的小群体、小团体发展，他们往往有相同的价值观和活动兴趣，同时为探索异性交往提供安全基地，例如可以与自己的哥们儿一起谈论女生。青春期后期，性别分离现象被打破，不同性别的小群体开始融合，这让青少年在恋爱关系之前获得了解异性的机会，为将来发展异性友谊和亲密关系奠定了基础。

知识扩展

1. 有社交焦虑障碍倾向的孩子，父母在教养中应该注意什么

社交焦虑障碍，又称社交恐惧症，有这种倾向的孩子一般比较担心自己的行为会得到他人不好的评价，如担心自己在众人面前脸红，回答不出老师的提问，等等。这些孩子在社交场景中没有自信，过度压抑自己，也容易被同伴忽略。对于天生个性羞怯、敏感的孩子，家长难免担心他们将来可能出现适应不良的情况。那么家长在教养中应该注意些什么？

2岁多的儿童逐步发展出尴尬、害羞、内疚、嫉妒和骄傲等复杂情绪，这些复杂情绪与原始的基本情绪不同，被称为自我意识性情绪。在学龄前，父母的养育方式会显著影响儿童自我意识性情绪的体验和表达，孩子在成功时的骄傲体验和失败时的羞愧体验很大程度上取决于父母的反应。如果在孩子失败时父母严厉指责会让孩子更加容易出现羞愧的反应。

例如，一个孩子不小心打碎了杯子，父母用批评的语气指责："你怎么这么笨，连一个杯子都拿不住。"这时孩子会感到羞愧，会在内心形成一个"自己没有用"的自我评价。这样的孩子会在将来总担心犯错，过于在意别人的评价，从而发展为社交焦虑障碍。如果父母这时用关心的语气跟孩子说："你有没有受伤，下次我们记得用两只手。"这时，孩子会感到自己是被关心的，自己的错误

是可以纠正的。这样的孩子在将来遇到问题的时候，也会相信自己的错误是可以被他人接纳的，不会过于担心别人的评价。

2. 学龄前儿童的社交游戏是如何发展的

从出生到学龄前，儿童通过游戏呈现的社会认知及社交能力呈阶梯式上升。例如，2岁以内的儿童会"躲猫猫"，2岁以后的儿童会"过家家"，这样的发展过程依赖神经系统发育的成熟，以及父母养育中提供儿童游戏的机会。下面介绍儿童游戏从简单到复杂的一般规律，如果家长发现儿童有落后的情况，需要关注是否存在神经发育问题（如孤独症谱系障碍）及养育中的缺失。

平行游戏阶段（6~12个月）：两个儿童进行相似的活动，彼此不关注；平行意识游戏阶段（大约1岁）：儿童平行游戏，偶尔互相看看或"监控"彼此的游戏；简单假装游戏阶段（1~1.5岁）：儿童进行相似的游戏，同时谈论、微笑、分享玩具或者互动；互动和互惠游戏阶段（1.5~2岁）：儿童在追跑或"躲猫猫"的社交游戏中进行角色互换；合作性社交假装游戏阶段（2.5~3岁）：儿童开始玩角色互补的游戏，但对角色的意义和游戏的形式没有任何计划和讨论；复杂的社交假装游戏阶段（3.5~4岁）：儿童积极计划假装游戏，给每个游戏者分配角色并命名，提出并中间修改游戏脚本。

学会分辨对错：儿童的道德发展

11岁的小华是五年级学生，某天体育课后，他发现操场角落有一个崭新的智能手机，认出这是班上家境最好的同学小明的最新款手机。小华陷入了激烈的思想斗争：一方面，他想起父亲常说的"做人要诚实守信"；另一方面，他又嫉妒小明总是拥有最好的东西。他躲进厕所，犹豫不决，想过要据为己有。这时，手机突然响起，是小明的妈妈打来的电话。听到电话那头焦急的声音，小华想起了自己去年丢失心爱玩具时的难过。最终，他鼓起勇气告诉对方自己捡到了手机。当他把手机交还给小明时，看到对方如释重负的表情和真诚的感谢，小华突然觉得比得到新手机还要开心。班主任得知后，在班会上表扬了小华的行为。这也成为他道德发展的重要转折点。

💡 小课堂

1. 什么是道德

道德是一系列内化了的原则和信念，能促使个体明辨是非，并作出相应的行为。道德良好的人意味着具有三个方面的能力：能够明辨是非的能力；根据是非判断作出相应的行为；对好的行为能够体验到自豪感，而当行为违背了自己的"良心"准则时会体验到内疚与羞愧。与道德成熟的基本能力相对应，发展心理学主要从道德情感、道德推理及道德行为三个方面的发展进行了观察和研究。

2. 道德情感是如何发展的

研究发现，如果父母在儿童学步时期反应敏感，能与孩子在亲密和相互回应的关系中处理冲突，孩子就会从学步儿时期萌发良心，表现出约束性顺从，更可能内化父母对其成功和犯错的反应，由此体会到自豪、羞愧与内疚感。而冷漠的父母通过控制的方式可能促进学步儿的情景性顺从，而不是真正来自儿童内在的合作与服从的渴望。有观察表明，约束性顺从的儿童相对于情景性顺从的儿童，在没有成人监控的情况下，更加愿意遵守规则，抵制住诱惑，不去触碰禁止使用的玩具。

3. 道德推理是如何发展的

皮亚杰、科尔伯格等认知发展学家认为，儿童的道德推理发展遵循有规律的过程，即：儿童的思维发展到形式运算阶段，以及促使个体改变原有道德观点的关键社会体验是促进道德认知成熟发展的必要条件。皮亚杰把儿童道德发展分为前道德时期（5岁前：游戏的目的不是取胜，而是制订轮流去玩的规则并体验到乐趣）—他律的道德（5～10岁：绝对遵守法律、权威的规则，根据结果判断是非对错）—自律的道德（10岁以后：意识到规则是主观协议，可以适当地调整，例如急救车在紧急情况下可以违反交通规则）。科尔伯格进一步发展了皮亚杰的理论，把道德认知发展分为前习俗道德—习俗道德—后习俗道德阶段。他认为，在前习俗道德阶段对儿童来说规则是外部的，遵守规则是为了避免惩罚、获得奖励；在习俗道德阶段，儿童才能明确地意识到要成为他人心中的好孩子，并从普通大众的观点出发维护社会秩序；而后习俗道德阶段以公平原则界定，个体判断是非对错是以良心为原则的道德，是最高层次的道德推理。

4. 道德行为是如何发展的

儿童的道德行为不像道德品质那样稳定。儿童如何在没有外部监督的条件下，不但能掌握道德规范，还能在内部动机的驱使下遵守规则并抵制诱惑？研究发现，强化是道德行为的决定因素；适度惩罚有助于儿童约束行为，但说服引导的方式更能让儿童对自己的行为进行内部归因（我这样做对别人造成了伤害，我会感到内疚），而不是外部的惩罚（如果我被发现做错了事，就会招来惩罚）更能让儿童抵制诱惑；另外，社会榜样的作用对儿童道德行为的发展也有重要的影响。

知识扩展

1. 如何发展孩子的道德情感和道德推理

除了思维的成熟，共情能力或同理心是促使孩子产生自愿帮助他人或有意图帮助他人的亲社会行为，以及道德水平从以个人为中心向以他人、规则为中心上升发展的重要因素。尽管每个儿童都能感知到他人的悲伤，但反应是不一样的：有些儿童更加倾向于对悲伤者的关心，表现为同情式的共情唤起；另外一些儿童可能为消除自己的不适选择忽略或离开，表现为自我定向的悲伤。同情式的共情唤起更能促使孩子亲社会行为的发展。家长该如何发展孩子的共情能力？首先要做共情关心的榜样，采用更加积极的面部表情关注悲伤对象，其次要用情感解释的方式教养孩子，例如对孩子说："那个孩子丢了东西一定很难受"，而不是："下次我们自己千万要注意"。这样有利于帮助年幼儿童在共情中克服自己的不适体验，更多地体验到他人情绪感受。

2. 家庭中如何恰当使用惩罚方式

家长对孩子有良好道德的行为给予表扬强化，给孩子贴上善良、诚实等良好品质的标签是培养孩子道德的最好方法。但面对孩子的不良行为，父母也难免使用惩罚策略。惩罚策略大致可以分为撒销关爱、权力压制及说服引导三种方式。撤销关爱的方式就是在孩子有不良行为后，停止对他们的注意、关爱和支持，让孩子产生关爱缺失的焦虑，从而抑制不良行为的发生。权力压制是通过强制要求、人身约束等方式，可能在管理行为的同时让儿童产生怨恨的心理。说服引导强调孩子行为对他人的影响，解释不恰当行为应该改变的理由，并提供如何弥补过失的建议。研究发现，在三种惩罚方式中，说服引导对道德成熟的促进最有效果，也是孩子最愿意接受的方式。

✗ 误区解读

讲究规则就是要"有一说一"

这种观点不正确。父母的养育中需要强调两种方式，一是情感方面无条件的爱，二是建立规则或边界。在孩子能够感受到安全的情况下，建立规则才有可能实现。那么规则是否一定要"有一说一"，非常刻板机械地让孩子执行呢？答案是否定的。家长最好制订具有弹性的规则，避免夸大孩子违反规则的后果，更不能在违反死板的规则以后采用强烈的惩罚手段。例如，强迫症、抑郁症等心理疾病的心理机制可能与家庭中规则过于刻板，教养过于严厉有关。适度的规则及温和的养育方式能让儿童产生内疚感，促使儿童完善自己的行为。僵化的规则及严厉的教育可能让孩子产生病理性内疚，反而导致抑郁和自我攻击，阻碍儿童发展的动力。

冲动、攻击与暴力行为

　　11 岁的小齐，是一名小学五年级的学生，在班上是众多调皮男孩的"孩子王"。家长总因为小齐欺负弱小同学，在上课时故意捣乱、挑衅老师以吸引同学们的注意力等事情被传唤到学校。小齐在三年级时曾被确诊"注意缺陷多动障碍"，但没有遵医嘱治疗。因为粗心、作业严重拖延，父母只能用打骂等惩罚的方式管教孩子，但效果并不理想。两年来，小齐在家对父母发火、拒绝写作业，在学校的攻击、暴力行为也愈演愈烈。

小课堂

1. 攻击行为的定义

　　攻击行为是指有意伤害他人或其他生物体的行为，且被伤害者会试图躲避这种行为。对攻击行为的定义是根据行为实施者的意图来界定的，没有伤害他人意图的无心过错不在攻击行为的范围之内。

　　攻击行为通常按目的分为两类：敌意性的攻击及工具性攻击，前者的目的是伤害对方，后者的目的是通过伤害他人来达到其他目的，例如抢夺玩具、得到别人的崇拜等。同一种攻击行为也可能兼具两种目的，例如案例中小齐的攻击行为既有挑衅老师，也有通过这种"勇敢"的行为获得自尊的功能。

2. 攻击行为的个体表现差异

攻击行为受年龄、性别、认知因素等影响，具有较大的个体表现差异。1 岁大的孩子就会因为玩具的争夺出现工具性攻击，但在冲突的过程中，儿童能逐渐学会用协商和共享的方式解决矛盾，因此大部分儿童在学龄前攻击性逐步下降。在性别差异方面，男孩往往比女孩表现出更多的攻击性，这可能与文化因素对男孩的攻击行为的宽容有关，例如鼓励男孩子玩刀、枪等象征暴力的玩具。与男孩子外显的行为相比，女孩子通常会使用排斥、造谣、忽略等攻击方式。有研究将攻击性高的儿童分为两类：主动型攻击者及反应型攻击者，主动型攻击者相信攻击可以为他们获得好处，例如让别人屈服于他 / 她，通过控制他人获得自尊感，因此行为常常带着周密的计划；而反应型攻击者则表现为高水平的敌意和报复心，常常在曲解他人的社交信息时进行攻击，伴随着冲动、暴躁的情绪反应。

一直具有高度攻击倾向的个体，与其成年后的反社会人格及犯罪有关。因此，对这些儿童需要仔细核查个体的生理特征（如有无注意缺陷多动障碍）及养育教育环境中的不良因素，尽早实施干预。

知识扩展

1. 孩子有攻击行为需不需要处理

作为正常发展的一部分，几乎每个儿童在成长过程中都有过攻击性行为，婴幼儿及学龄前儿童需要在冲突的环境中学习到与他人协商的策略。在家庭养育环境中注重培养孩子的共情能力，让孩子明白自己的攻击行为可能会伤害到他人（例如：你把你妹妹弄哭了，现在她很伤心），当孩子发展出同情心及利他行为以后，攻击性在学龄期前就会明显下降。

2. 对严重冲动、攻击、暴力行为的处理

对于在学龄期仍有频繁暴力、攻击行为的儿童，除了针对注意缺陷多动障碍、孤独症谱系障碍等疾病进行积极的治疗以外，还需要进行行为的管理。有效的方法包括三种：创造非攻击环境、消除攻击反馈及社会认知干预。创造非攻击环境的措施包括移除环境中刀、枪等攻击性玩具，提供充足的空间及玩具，以减少争夺资源的冲突。消除攻击反馈的措施需要父母、老师识别出孩子攻击行为的强化物，例如挑衅老师以后获得了同学的关注，可以采取隔离措施；鼓励孩子用其他积极的行为获取个人的自尊感。对有一定认知的年长儿童可以使用社会认知干预的方法，包括用调节呼吸的方法降低愤怒情绪；寻找冲突中他人的非敌意线索；将和平解决冲突作为行为目标；找到非攻击性解决方式等步骤。

X 误区解读

"棍棒教育""以暴制暴"可以解决孩子的攻击行为

这种观点不正确。像案例中小齐的父母用"以暴制暴"的方式解决孩子的攻击行为，导致了更加严重的攻击行为。因为长期处于被惩罚的养育过程中，孩子会逐步产生一种内部的关系模式，认为"所有的人都跟我站在对立面"，当他在面对冲突的时候就会下意识对他人的行为进行敌意归因，进而选择攻击性行为，而这种行为又招来别人的讨厌，进一步强化了这种内部关系假设。敌意归因偏

见是反应型攻击者常有的社会认知歪曲，如果想要减少孩子的攻击性行为，家长、老师要理解攻击性行为背后的心理机制，用跟孩子心理预期不一样的策略去处理，避免强化孩子的攻击行为。

答案：1. C；2. A；3. ×

健康知识小擂台

单选题：

1. 皮亚杰把儿童能够理解世界的心理结构称为（　　）

   A. 模式　　　　　　　　B. 组织

   C. 图式　　　　　　　　D. 元素

2. 感知运动阶段的年龄范围是（　　）

   A. 0 ~ 2 岁　　　　　　B. 2 ~ 7 岁

   C. 7 ~ 11 岁　　　　　　D. 11 岁以后

判断题：

3. 儿童认知发展完全以生物学基础来决定，不受社会和文化的影响。（　　）

不断学习中的儿童
青少年：认知与
情感发展自测题
（答案见上页）

神经发育多样性
与神经发育障碍

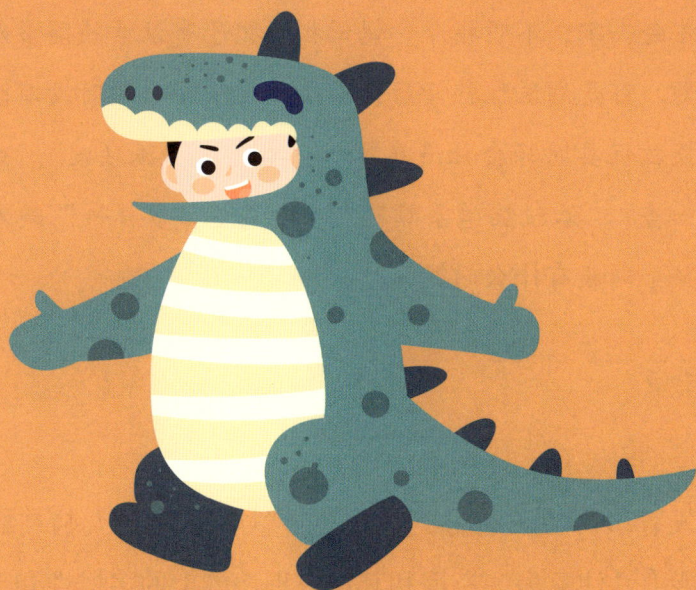

在儿童的成长旅程中,神经发育的多样性和潜在的障碍构成了他们心理发展图景中不可或缺的一部分。智力水平的多样划分,不仅反映了每个孩子的独特天赋,也提示我们应以更包容和理解的心态去看待他们的成长。从"贵人语迟"的传统观念到孤独症谱系障碍的误解,再到多动症、学习障碍等现象,每一个话题都值得我们深入探讨。家庭、学校和社会应携手合作,为神经发育障碍儿童提供全面而有效的帮助,让他们在理解与关爱中健康成长。

什么是神经发育多样性

东东在上小学前就已经会熟练计算了,只是写字有些困难,运动也不太擅长。进入小学后,老师反映孩子总是自顾自说话,不和同学交流。老师让大家拿课本,他却需要老师多次提醒才会去拿,不听指令。妈妈担心孩子有注意缺陷多动障碍的问题,可是到医院就诊后,医生说与孩子接触时没有眼神对视,摆放玩具时只会让汽车排队,要考虑"孤独症"。妈妈去网上一查,"孤独症谱系障碍""神经发育多样性"跳入了眼帘。孩子到底有什么问题呢?

小课堂

1. 什么是神经发育多样性

神经发育多样性,也称为神经多样性,它强调人脑在社会行为、学习能力、注意力、心境和其他心理功能上的多样性和变化。

这一概念主要关注个体在神经系统发育和运作上的差异，特别是在神经发育方面的差异。

2. 神经发育多样性有哪些分类和表现

（1）孤独症谱系障碍：主要影响个体的社交互动、沟通能力和行为模式。

1）社交互动缺陷：在社交互动中，难以建立和维持关系，避免与他人进行眼神接触，对他人的情感和需求理解不足，对社交场合和社交信号的适应能力较差。

2）沟通能力障碍：不说话或使用有限的语言，难以理解或表达情感，以及使用不当的肢体语言或面部表情来传达意图。

3）重复性和刻板行为：对日常活动有严格的偏好，对环境有固定的要求，以及对某些事物表现出强烈的兴趣或关注。

还可能有感知觉异常、发展迟缓等。

（2）注意缺陷多动障碍：主要表现为与年龄不相称的注意力分散、活动过度和冲动，这些特点往往会导致学业困难、人际关系不良以及日常生活中的行为问题。

1）注意力不集中：难以长时间维持注意力，容易分心，对任务的持续性关注不足。

2）活动过度：不停地活动，无法安静地坐下或参与需要安静的任务。

3）冲动性：行动前缺乏深思熟虑，常因冲动而作出错误的决定或行为。

（3）抽动秽语综合征：一类以不自主的运动抽动和发声抽动为主要表现的神经发育障碍。运动抽动通常表现为短暂、快速、突然、程度不同的不随意运动。发声抽动则常表现为清嗓子、字句不清、重音不当或不断口出秽语等。

（4）特殊学习障碍：在智力正常的情况下，儿童或成人在阅读、书写、拼字、表达、计算等方面表现出的特殊性学习困难状态。包括阅读障碍、书面表达障碍、记忆障碍、数学障碍等。

知识扩展

神经发育多样性需要干预及治疗吗

神经发育多样性强调神经发育障碍在社会职能方面的特点，而非其固有的病理性。它鼓励人们接纳和包容这些差异，并促进一个更加理解和支持神经发育多样性个体的社会环境。但其实儿童神经发育障碍仍可找到部分生物学因素，而非单独社会环境因素所导致，如典型孤独症谱系障碍的遗传背景十分明显。即使对他们的社会包容得到改善，许多孤独症谱系障碍人士仍能感受到许多障碍或麻烦。例如，他们在执行能力不足时，即便用结构式日程安排，仍会遇到时间管理上的挑战，一些孤独症谱系障碍人士可能连生活自理都难以实现。所以，根据不同的问题，还是需要给出相应的治疗、支持策略。孤独症谱系障碍的治疗通常包括行为疗法、语言疗法、社交技能训练、家庭支持与教育干预等多种方法。这些方法旨在帮助患者改善社交互动、语言和非语言沟通能力，以及减少重复性和刻板行为。而注意缺陷多动障碍、抽动障碍，则可以考虑心理治疗、药物治疗、家长教育等。心理治疗主要侧重于改善孩子的行为控制、自我管理和情绪调节能力；药物治疗则通过调节大脑中的化学物质来减轻症状；家长教育则帮助家长了解孩子的病情，学习有效的管理策略。

儿童的智力水平是如何划分的

进入四年级后，佳佳的几次数学考试都获得了"需努力"的评价。孩子平时看起来挺聪明的，怎么成绩总也上不去呢？有人建议妈妈去给孩子测个智商，看看孩子到底有没有智力问题。到了医院，医生告诉妈妈，智商测试并不能完全代表智力水平，智力是许多能力的集合体，是多维度的。学习能力的高低不能说明一切。在日常生活中，完成一件事情、达成一个目标往往要调动多方面的能力。对孩子的培养，不能仅局限于学业能力，要帮助孩子全面发展。

小课堂

1. 什么是智力

智力指的是生物一般性的精神能力，特别是人类认识、理解客观事物并运用知识、经验等解决问题的能力。智力包括记忆力、观察力、想象力、注意力、思维力等。

2. 什么是多元智能理论

多元智能理论，说明了能力的多样性。它由美国哈佛大学教育研究院的心理发展学家霍华德·加德纳在 1983 年提出。加德纳从脑部受创伤患者的研究中，发觉到他们在学习能力上的差异，从而提出本理论。多元智能理论认为，人的智力结构中存在着多种维度：①语言智力；②逻辑 - 数学智力；③视觉 - 空间智力；④音乐智力；⑤身体 - 动觉智力；⑥人际智力；⑦自我认识智力；⑧自然智力。

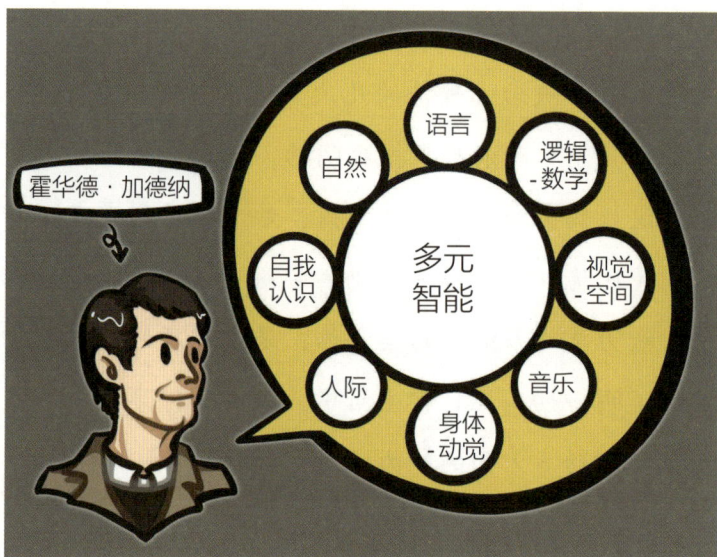

3. 智力三因素理论

罗伯特·斯滕伯格（Robert J.Sternberg）认为，智力包括三个部分——成分、经验和情境，他们都代表有效操作的不同方面。

（1）成分智力：指思维和问题解决等所依赖的心理过程。有三种成分对信息加工至关重要：①知识获得成分，可以用于学习新的事实；②操作成分，作为问题解决的策略和技巧；③元认知成分，用于选择策略、监控认知过程以达到成功。与低智商学生相比，高智商学生的元认知可以选择不同的策略来解决特定的问题。

（2）经验智力：指人们在两种极端情况下处理问题的能力——新异或常规的问题。例如，让我们假定一组人在发生事故之后陷入了困境，你会认为那个能最快帮助人们回家的人很聪明。再比如，如果一组人日复一日地重复一种工作，你会对那些能够成功完成任务且毫无怨言的人印象深刻。

（3）情境智力：反映在日常事务的处理上。它包括对新的和不同环境的适应，选择合适的环境，以及有效地改变环境以适应你的需要。情境智力优势被人们称为小聪明或商业头脑。研究表明，没有较高智商值的人，也可以具有比较高的情境智力。

知识扩展

1. 斯坦福·比奈智力量表

斯坦福·比奈智力量表是由法国心理学家比奈和他的合作者西蒙于 1905 年编制的，1916 年斯坦福大学的推孟教授对这个量表进行了修订，并首次提出了"智力商数"的概念，也就是我们现在所说的智商（IQ）。这个概念的提出不仅可以说明一个人的智力水平，而且能够与同年龄的人相比，表明他在同龄人群中智力处在何种水平。

计算智商，只要把心理年龄（MA）除以实际年龄（CA）乘以 100 即可，公式是：$IQ = MA/CA \times 100$。

如果 IQ 分数被标准化，就会发现 100 分是人群的中位数（也即，低于 100 分和高于 100 分的样本一样多）。在这种情况下，90～110 分为正常，高于 120 分为优或很优，低于 70 分表示智力低下的水平增加。

2. 韦氏智力量表

韦氏智力量表是由美国心理学家韦克斯勒所编制的一组智力量表，包括成人智力量表（WAIS，适用于 16 周岁及以上的成人）、学龄儿童智力量表（WISC，适用于 6 周岁至 16 周岁的儿童）和学龄前儿童智力量表（WPPSI，适用于 4 ~ 6 周岁半的儿童）。

韦克斯勒编制量表原因是他认为早期的斯坦福·比奈智力量表的项目受语言水平的影响，这种对语言能力的依赖所带来的误差，对那些有语言障碍的儿童而言是不公平的，为了克服这一点，韦克斯勒量表包含了言语和操作两个分量表，可以分别测量个体的言语能力和操作能力。

它的另一个重要特点是摒弃了智力年龄的概念，保留了智商概念，采用离差智商反映智力水平。

它以某一个年龄段内全体人的智力分布为正态分布，以该年龄组的平均智商为参照点，以标准差为单位求得个体在智力测验中的标准分数。表示与同年龄组的人相比，某个体智力水平的高低。智商 90 ~ 109 分是平常，也就是正常平均水平。110 ~ 119 分为高于平常，120 ~ 129 分为超常，130 分及以上为极超常。80 ~ 89 分为低于平常，70 ~ 79 分为临界水平。69 分及以下，为智力缺陷，其中 50 ~ 69 分，为轻度智力缺陷，35 ~ 49 分为中度智力缺陷，20 ~ 34 分为重度智力缺陷，0 ~ 19 分为极重度智力缺陷。

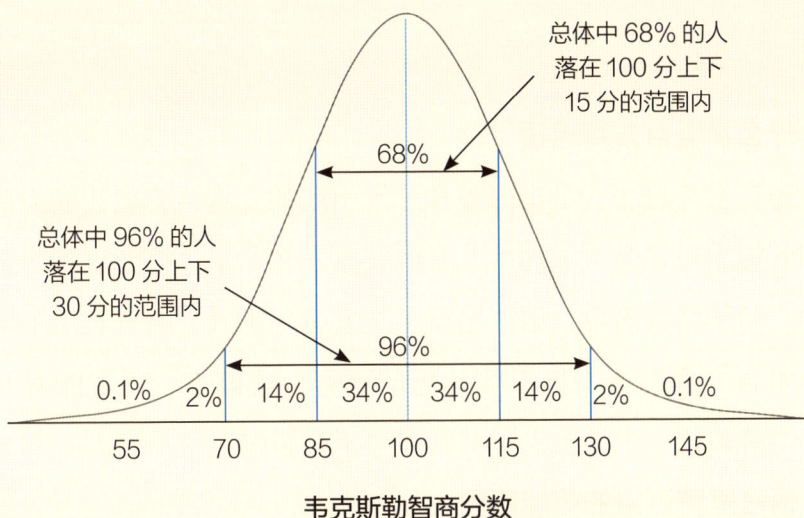

总体中 68% 的人
落在 100 分上下
15 分的范围内

68%

总体中 96% 的人
落在 100 分上下
30 分的范围内

96%

0.1%　2%　14%　34%　34%　14%　2%　0.1%

55　　70　　85　　100　　115　　130　　145

韦克斯勒智商分数

"贵人语迟"科学吗

　　2 岁 4 个月的小敏是一个活泼可爱的女孩，最近妈妈发现其语言水平与同龄孩子相比明显落后，只能说"爸爸、妈妈"等几个简单的叠词，于是立即带她到医院就诊。询问病史得知，小敏的爸爸、妈妈工作繁忙，平时都是由爷爷、奶奶照顾，但爷爷、奶奶和小敏的互动比较少，大多数时间小敏都是在看动画片、玩手机、刷视频中度过的。在完善了相关检查后，小敏被诊断为"语言发育迟缓"，经过个性化的语言训练后，小敏的语言能力明显提升。

小课堂

1. 什么是语言发育迟缓

语言发育迟缓，是指由各种原因引起的儿童语言表达能力或语言理解能力明显落后于同龄儿童的正常发育水平，可能表现为词汇量少、句子结构简单、语法错误多、发音不准确、语言表达不清晰等。语言发育迟缓不仅影响儿童的语言交流能力，还可能对其认知、情绪表达、个性及人际关系产生不良影响。

2. 语言发育迟缓的可能原因

（1）先天因素

1）遗传因素：某些基因疾病可能导致语言发育迟缓。

2）听力障碍：听力是语言学习的基础，听力障碍会严重影响语言输入。如果儿童在出生后未得到正确且及时的听力刺激，将难以建立正常的语言学习环境。

3）智力发育障碍：智力低下是导致语言发育迟缓的常见原因之一。智力发育迟缓的儿童通常在听觉理解、言语表达和语言获得等方面落后于正常同龄儿童。

4）构音器官异常：如脑瘫等疾病会导致构音器官（如声带、唇、舌等）的功能异常，阻碍语言表达能力的发展。

（2）后天因素

1）不良的语言环境：与他人缺乏交流和互动，或者长时间使用电子产品，都会导致儿童缺乏必要的语言刺激。

2）心理和情绪因素：孤独症谱系障碍等心理问题也可能导致儿童语言发育迟缓。

3）出生前后不利因素：早产、低出生体重、母亲妊娠期糖尿病等高危因素，也都可能影响儿童的大脑功能，导致语言发育迟缓。

3. 语言发育迟缓有哪些类型

（1）原发性语言发育迟缓：是指患儿本身发育延迟导致的语言发育落后，其原因通常不易查明，可能与脑组织的感知功能有关，例如听觉分辨、听觉记忆、听觉理解等方面的感知缺陷，导致理解和表达出现异常。

1）表达性语言障碍：是指患儿的语言表达能力落后于同龄儿童的正常发育水平，不能应用语言表达自己的想法和需求，表现为词汇少、句子简单或短、没有语言逻辑等，但其理解能力正常。

2）感受性语言障碍：是指患儿的语言理解能力落后于同龄儿童的正常发育水平，不能理解他人的指令及语言，感受性语言障碍的患儿常常同时伴有表达性语言障碍。

（2）继发性语言发育迟缓：是指由某一种疾病引起的语言发育迟缓，比如智力发育障碍、孤独症谱系障碍、注意缺陷多动障碍、听力障碍、构音器官疾病、脑性瘫痪、获得性癫痫性失语。

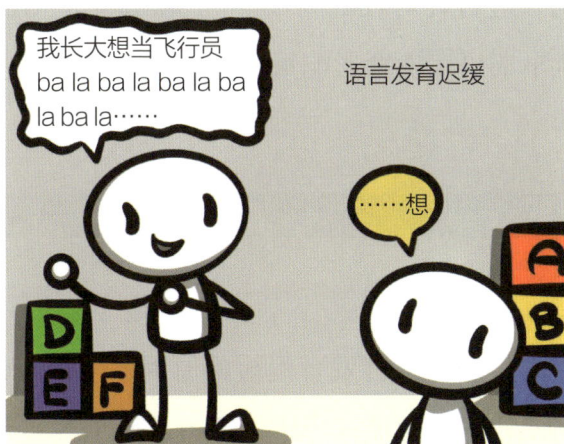

知识扩展

发现语言发育迟缓怎么办

当家长发现孩子不开口或开口晚、讲话少、说话表述不清、发音异常或语言表达能力明显低于同龄儿童时，要及时到医院就诊，积极查找病因，明确是单纯语言发育迟缓，还是伴有其他智力发育障碍、孤独症谱系障碍、听力障碍、构音器官疾病等，根据专业的评估结果，制订个性化的语言训练计划。

针对语言发育迟缓，目前的干预方法分为语言训练（通过规律性、科学性的语言指导，使患儿在训练中提升语言能力、提高认知水平）、构音器官训练（进行呼吸训练和唇舌运动训练，帮助儿童改善发音）、注意力训练（利用玩具吸引儿童的注意力，进行操作训练和交换游戏）、听觉统合训练（通过声音对儿童进行有效的听觉刺激，可以更好地刺激大脑边缘系统激素分泌，促进大脑发育，改善语言理解和表达能力）、心理治疗（通过专业医生的心理疏导，消除患儿的自卑感及其他不良情绪问题）、药物治疗（根据原发病因的不同，进行针对性药物治疗）、家庭支持（良好的家庭养育环境对儿童早期语言发育影响重大）。

误区解读

语言发育迟缓可以自愈

这种观点不正确。语言发育迟缓的原因很多，3岁以前是语言发育的黄金期，若家长发现孩子语言能力落后于其实际年龄相应的语言水平，一定要及时到专业的医疗机构进行评估，做到早筛查、早诊断、早干预，不能简单地认为"贵人语迟"，而在犹豫等待中错过最佳的治疗时机。

孤独症就是不说话吗

豆豆是一个 3 岁的小男孩，平时喜欢自己一个人玩。他会一遍遍地把小汽车排成一列，看电视时喜欢来回看同一个广告。幼儿园里小朋友们做游戏时，豆豆就在旁边自己玩。当其他小朋友想要加入他的游戏时，豆豆依旧不理不睬，有时甚至会用哭闹或尖叫的方式来制止他人加入。由于豆豆在幼儿园里经常听不到老师的指令，在家爸爸妈妈叫他时也经常和没听到一样，以至于爸爸妈妈一度以为是豆豆的听力出现了问题，结果去医院检查了听力却没有问题。家长带豆豆去医院就诊，医生诊断豆豆可能患有"孤独症"。

小课堂

1. 什么是孤独症

孤独症是一组以社会交往障碍、狭隘兴趣与刻板行为为主要特征的神经发育障碍性疾病，一般起病于 3 岁之前。也有 20% ~ 30% 的孤独症儿童在早期发育正常，此后出现语言和行为的倒退。

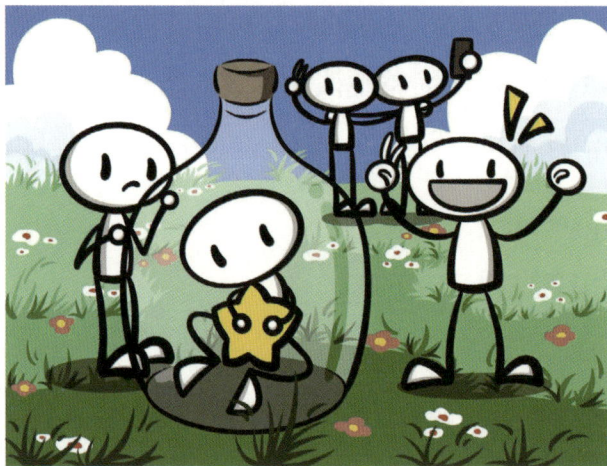

2. 孤独症有哪些表现

孤独症包含两大核心症状。一大核心症状是社会交往障碍，具体表现为以下缺陷：①社会情感的相互作用，比如不会对父母表现出来的情感作出回应；②非言语的社会性交流，比如不会拍手表示欢迎，挥手表示再见，有需求时不会用食指指物；③互动的人际关系，比如喜欢独自玩耍。

另一大核心症状是刻板行为模式和狭隘的兴趣模式：①重复言语/动作或使用物体，比如反复按开关键，反复观看天气预报；②坚持常规/仪式，比如去某个地方必须走固定的路线，物品必须按照固定的顺序排列或摆放；③局限/强烈的兴趣，比如喜欢看旋转的物体；④对感觉的异常兴趣/反应，比如喜欢闻物品，听到不是很响的声音却捂紧耳朵。

孤独症除了两大核心症状表现之外，还可合并有语言发育障碍、智力发育障碍、注意缺陷多动障碍、情绪问题、行为问题等。

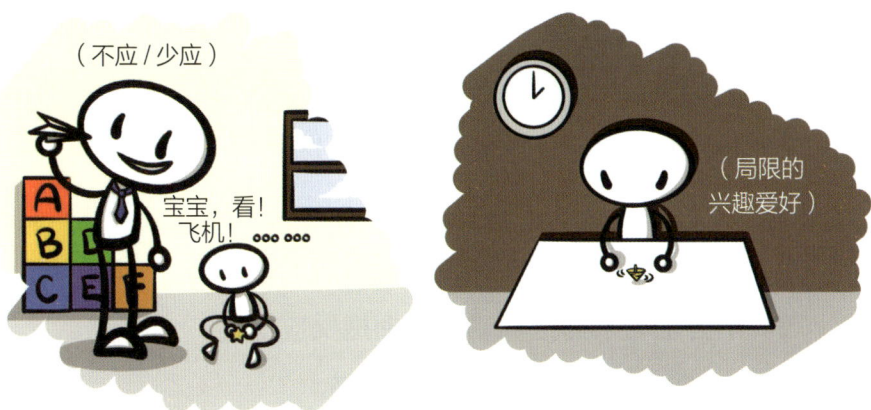

3. 如何治疗孤独症

孤独症的病因目前仍不明，无特效药物可以治疗核心症状，目前循证有效的主要治疗方法以康复训练和行为矫正为主。孤独症康复训练的核心内容是一高一低，"高"就是提高社会沟通交往的能力，"低"就是降低刻板重复行为的频率。

知识扩展

1. 婴幼儿可能患有孤独症的早期表现有哪些

（1）语言少，交流差，不能维持会话；重复言语、鹦鹉学舌样语言。

（2）对自己的名字没有反应，听而不闻，有时只对自己感兴趣的指令有反应。

（3）眼神接触差（如喂食物的时候不会看着抚养者）。

（4）对他/她微笑的时候，不会微笑回应你。

（5）目光不能追随移动的物体。

（6）不会用食指指示某个事物，有要求拉大人手，不会用其他的手势进行沟通。

（7）当你指着一个物体时，多数时候眼睛不会跟随你手指的方向看。

（8）不会故意制造一些响声来引起你的注意。

（9）不会主动来拥抱你或者对拥抱反应淡漠。

（10）不会模仿你的动作和面部表情。

（11）不会伸手要你抱。

（12）不合群，不和其他小朋友玩，不会分享自己感兴趣或者觉得令人开心的事物。

（13）不会寻求帮助或者不会提出简单的要求。

（14）对通常小朋友喜欢的玩具、游戏没有兴趣。

（15）行为刻板。

2. 孤独症孩子最佳治疗时机是在几岁，接受治疗后能变得和正常孩子一样吗

疑似或确诊孤独症的孩子需要早期干预，越早越好。孤独症的预后主要取决于孤独症的严重程度、孩子的智力水平、干预训练的时机和干预训练的强度。孤独症严重程度越轻、智力水平越高，干预年龄越小，训练程度越强，康复效果越好。干预后的孤独症儿童功能上均会有一定的改善，甚至一部分可以基本恢复正常，而不接受干预的孤独症儿童预后较差。目前，在国内外已有不少通过教育和训练使儿童基本恢复正常的报告或者病例，国外孤独症的"摘帽率"在 20% 左右。

✕ 误区解读

孩子不说话是孤独症，会说话就不是孤独症

根据目前的医学诊断，孤独症是一个谱系障碍，所谓谱系，就是说孤独症儿童的社交障碍程度、刻板重复的程度、语言能力和认知水平都呈现出轻重不等的谱系分布，症状个体差异很大。多数儿童语言发育落后，通常在两三岁时仍不会说话；部分儿童在正常语言发育后出现倒退或者停滞；部分儿童具备一定的语言能力，但是语言缺乏交流的性质，表现为无意义的语言、重复刻板言语或者自言自语，语言内容单调，难以维持你来我往的对话，拥有一定语言能力的儿童最多使用指令性语句，很少使用疑问句或者征询意见的语句。

📌 小故事 孤独症的"冰箱妈妈"理论

孤独症在 20 世纪 40 年代被认为是妈妈的冷漠造成的，称孤独症儿童的母亲为"冰箱妈妈"。在此之后，"冰箱妈妈"理论成了整个社会和专业医疗机构接纳的理论。这个理论曾经在很长的历史时间影响着公众对孤独症的认识，造成对儿童干预方法上的认识偏差。直到 20 世纪 60 年代末和 70 年代初期，英国医生迈克尔·鲁特否认了母子关系的情感因素理论，并开展了一项又一项的研究来支持孤独症是一种先天性缺陷、一种神经发育障碍的理论。孤独症的原因是"心灵主义和养育态度的原因"的观点最终被否定。

孩子总是处理不好人际关系怎么办

　　小杰（化名）8岁，现在读二年级。在学校里常常因为一支笔或者一个橡皮擦等小事，和同学发生争执，轻则互相指责、吵架，重则可能升级为推搡，甚至打架。有时候他还会不经过同意就去抢别人东西，和同学一起玩游戏也不遵守规则，经常会做出一些不友好的行为，导致同学们对他敬而远之。小杰也很苦恼，不知道应该怎样和同学保持友好关系，在学校里几乎没有好朋友。这也使小杰产生了厌学情绪，并常常会感到困扰和无助。

💡 小课堂 ● ● ● ● ● ● ● ● ●

1. 什么是同伴关系

　　同伴关系是指年龄相同或相近的个体在交往过程中建立和发展起来的一种人际关系。根据同伴接纳程度主要分为以下 5 种类型。

　　（1）被接纳型：特征是在同伴群体中受到广泛接纳和欢迎，有良好的社交关系。表现为拥有多个朋友，积极参与社交活动，受到同伴的喜爱和尊重。

　　（2）被拒绝型：特征是在同伴群体中受到排斥或拒绝，缺乏社交支持。表现为经常被忽视或排斥，缺乏朋友，可能经历欺凌或孤立，表现出情绪问题，如焦虑和抑郁。

　　（3）被忽视型：特征是在同伴群体中不显眼，既没有受到广泛接纳也没有被明确排斥。表现为在社交场合中常被忽略，不主动参与社交活动，社交网络有限，但没有明显的负面情绪表现。

（4）争议型：特征是在同伴群体中引发分歧，一部分同伴接纳他们，而另一部分同伴拒绝他们。表现为有一些亲密朋友，但也有敌对者，可能表现出外向和攻击性行为，社交互动复杂多变。

（5）边缘化型：特征是在同伴群体中处于边缘位置，既不被完全接纳，也没有被显著地拒绝或忽视。表现为偶尔参与社交活动，有少量朋友，社交关系不稳定。

同伴关系在人的一生中扮演重要角色，特别是在儿童和青少年时期。它不仅对个体的社会发展和情感健康有重要影响，还可以在很大程度上影响一个人的行为、价值观和生活方式。

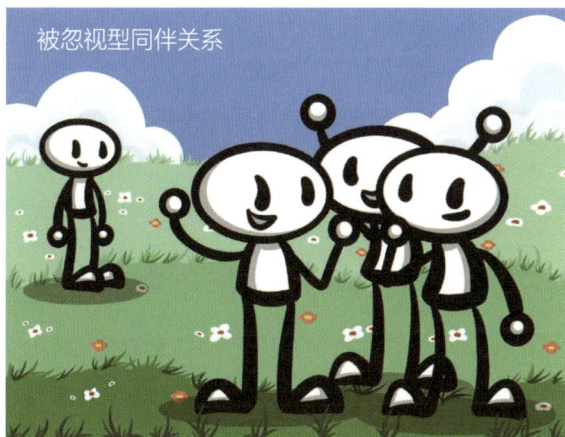

被忽视型同伴关系

2. 同伴关系出现问题的原因

同伴关系出现问题的原因是多方面的，主要包括个人因素、家庭背景、学校环境以及社会文化因素。

（1）个人因素：性格特质（如内向、焦虑）、缺乏社交技能

（如沟通、合作），以及低自尊和行为问题（如攻击性或退缩），都可能导致同伴关系问题。

（2）家庭背景：单亲家庭或重组家庭，紧张的家庭关系，过度保护或忽视的教养方式，以及家庭经济困难，都可能影响孩子的社交行为和同伴关系。

（3）学校环境：学校的文化氛围、教师的支持、班级管理方式和学业压力对同伴关系有重要影响。包容性环境促进积极互动，而竞争性环境可能导致冲突和排斥。

（4）社会文化因素：文化价值观、社区资源和支持系统（如青少年俱乐部）以及社交媒体等，也会影响同伴关系的质量。

这些因素常常相互作用，共同影响同伴关系的质量和发展。因此，解决同伴关系问题需要从多个层面入手，采取综合干预措施。

知识扩展

同伴关系不好怎么办

改善同伴关系不好的情况，需要综合考虑多方面的因素，可以从以下4个层面采取干预措施，改善同伴关系，促进个人心理健康发展。

（1）个人层面：①提升社交技能：学习如何有效地表达自己的想法和感受，包括倾听他人的意见；掌握解决冲突的技巧，如妥协、协商和寻求双赢的解决方案；参与团队活动，学会与他人合作和分享资源。②增强自信心：进行积极的自我暗示，增强自我肯定；通过实现小目标，逐步增强自信心和成就感；加入自己感兴趣的社团或活动，结交志同道合的朋友。③情绪管理：学会识别和理解自己的情绪，了解它们的来源；练习放松技巧，如深呼吸、冥想或瑜伽，缓解焦虑和压力。

（2）家庭层面：①家庭支持：家庭成员之间保持开放和积极的沟通，关注孩子的情感需求；家长可以通过自己的行为为孩子树立良好的社交榜样；鼓励孩子参与社交活动和社区活动，增加与同伴互动的机会。②情感支持：家长要理解孩子的感受，倾听他们的困惑和烦恼，提供情感上的支持和安慰；对孩子的社交努力给予积极的反馈和肯定，帮助他们建立自信。

（3）学校层面：①学校干预：学校可以开设社交技能培训课程，帮助学生提高社交能力；通过小组活动和合作项目，促进学生之间的互动和友谊；实施反欺凌政策和项目，营造安全和支持性的校园环境。②教师支持：教师要关注学生的个体差异，给予需要帮助的学生更多的关注和支持；通过建立积极和包容的班级氛围，促进学生之间的相互尊重和理解。

（4）社会层面：①社区资源：参与社区组织的各种活动，如体育活动、艺术工作坊和志愿者活动，扩展社交圈；寻求专业心理咨询师或社工的帮助，进行社交技巧和情绪管理的辅导。②网络资源：利用在线资源和课程，学习和提升社交技巧；参与健康和积极的在线社区，结交新朋友并分享经验。

多动症知多少

　　9岁的多多，是一个小学三年级的男孩。他从小精力充沛、活动多、不能闲着，但进入小学后，上课时表现出注意力难以集中、课堂上频繁走动、插嘴、打断同学说话等行为。这些症状影响了多多的学习成绩和人际关系，在老师多次反映后，家长带他到医院就诊。经过详细检查，医生诊断多多患有注意缺陷多动障碍。经过一段时间的行为治疗和药物治疗，多多的症状有了明显改善，他在课堂上的表现也逐渐好转。

小课堂

1. 什么是多动症

　　多动症，学名"注意缺陷多动障碍"，是一种常见的神经发育障碍，主要表现为注意力不集中、多动、冲动和情绪失调等。这些症状通常在12岁之前出现，并且会在学校、家庭和社交环境中持续存在、产生不良影响。多动症不仅在儿童期表现出问题，约60%患者的症状会持续到成年。这些行为不是孩子故意为之，而是神经系统的功能失调所导致。治疗多动症需要综合考虑行为治疗、教育干预和药物治疗，以帮助孩子更好地适应日常生活和学习。

2. 多动症的核心症状有哪些

　　（1）注意力缺陷：无法集中注意力完成任务，经常犯粗心大意的错误，容易分心，无法完成家庭作业或课题，经常丢失东西，难以听从指示。

（2）过度活动：难以安静地坐在椅子上，总是动个不停，经常爬高爬低或在不适当的场合跑来跑去，无法静静地玩耍或参与安静的活动。

（3）冲动性：在别人说话时打断或插嘴，难以等待轮到自己，急于回答问题而不听完问题的全部内容，经常打扰或干扰他人活动。

3. 多动症的分型有哪些

（1）注意力缺陷为主要表现：主要表现为注意力难以集中，容易分心，但没有显著的过度活动和冲动行为。

（2）多动 - 冲动为主要表现：主要表现为过度活动和冲动行为，但没有显著的注意力缺陷。

（3）混合表现：同时表现出注意力缺陷、过度活动和冲动行为，是最常见的多动症类型。

知识扩展

1. 得了多动症该怎么办

多动症的治疗需要综合的方法，根据每个孩子的具体情况进行个性化的治疗。首先，可以进行行为治疗，包括认知行为疗法、家长培训和学校支持，帮助孩子建立良好的行为模式和应对策略。药物治疗是常见的治疗选择，通常使用中枢神经系统兴奋剂或非兴奋剂来帮助调节大脑的化学平衡，改善注意力和减少冲动性。此外，心理教育和社会支持对于帮助孩子及其家庭理解和应对多动症非常重要。在治疗过程中，家长、教师和医疗专业人员的密切合作是关键。

2. 多动症的共患病有哪些

多动症常常伴随其他精神或行为问题。

（1）对立违抗性障碍：表现为持久的对抗、反抗和不服从权威。

（2）品行障碍：表现为持续的反社会行为，如攻击、欺骗和违反规则。

（3）焦虑障碍和抑郁障碍：许多多动症儿童可能会经历焦虑或抑郁，尤其是当症状影响了他们的社交和学业生活时。

（4）学习障碍：约 30%～40% 的多动症儿童存在学习障碍，特别是阅读和数学困难。

识别和治疗这些共患病对于全面管理多动症至关重要，因为它们可以加重多动症的症状并影响治疗效果。

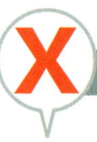

✗ 误区解读

1. 多动症就是儿童调皮捣蛋

这是一个常见的误区。多动症并不是简单的"淘气"或"坏习惯"，而是一种神经发育障碍。儿童的问题行为并非故意而为之，他们无法控制自己的注意力和行为。这需要家长和教育者的理解和支持，而不是简单的惩罚。

2. 多动症会随着年龄的增长而自动消失

虽然有些儿童的症状会随着年龄的增长而减轻，但多动症不会自动消失。约 60% 的多动症患者在成年后仍然有症状，可能表现为注意力不集中、组织能力差、冲动性等。及早干预和治疗可以帮助改善这些症状，并减少对生活的长期影响。

小故事　多动症的发现

多动症的研究历史最早可以追溯到 18 世纪。1798 年，苏格兰医生亚历山大·克赖顿（Alexander Crichton）首次描述了一种与多动症相似的疾病。他定义这种情况为："当一个外部感官的对象或思想在如此程度上占据了一个人的心灵，以至于他无法清晰地感知到任何其他对象时，我们称他在专注于它。"然而，直到 19 世纪中叶，医学界才开始系统地识别和描述这种行为模式。

在 1844 年，德国医生海因里希·霍夫曼（Heinrich Hoffmann）创作了一些儿童插画故事，这些故事包括了"烦躁的菲尔"（Zappelphilipp），一个无法安静坐下的孩子形象。这些故事后来被视为描述多动症儿童行为的经典寓言。

1937 年，美国医生查尔斯·布拉德利（Charles Bradley）发现兴奋剂类药物对患有各种行为障碍的儿童有积极作用。这一发现被认为是精神病治疗领域的一个重要突破。今天，多动症被认为是一种复杂的神经发育障碍，影响着全球数百万的儿童和成人。现代医学在多动症的诊断和治疗上取得了显著进展，使得患者能够更好地管理他们的症状并提升生活质量。

学习障碍与学习困难的共同点与不同点

11岁的小伟在读五年级，他对学习充满热情，课堂上表现积极。但他一直觉得语文是他学习最大的"绊脚石"。首先，他发现自己经常记不住汉字，即使很早学过的或者多次见过的字都不能准确地读出来。此外，他在阅读过程中也经常读错字，不是读成形似字就是读成同义字，尽管他爸爸每天早上会陪着他阅读半小时，但他仍然在语文考试中倒数，这使他感到沮丧和焦虑，同时他也很疑惑为什么会这样。小伟后来被诊断为"学习障碍"，并得到相应治疗。

小课堂

1. 什么是学习障碍

学习障碍是一种神经发育障碍，基本特征为学习和运用学业技能（阅读、书写、数学）方面持续存在明显缺陷，导致相关技能显著低于实际年龄和智力功能所预期的水平。学习障碍通常出现于学龄早期，即使在相关学业领域给予适当指导，患儿仍表现出学习困难。这些困难可能仅局限于某一特定方面（如无法进行基本计算，或准确、流利地阅读字词），或同时影响阅读、书写和数学在内的多个方面，因此，又称为特定学习障碍。其中，阅读障碍占学习障碍的80%。学龄儿童学习障碍患病率估计为5%~15%。

2. 学习障碍有哪些表现

学龄前期可能出现言语延迟，发音不正确，对语言游戏如押韵儿歌缺乏兴趣，把物体按照大小排序困难，学习数数困难；上学后学习拼音与汉字困难，常常记不住字或很容易忘记，阅读时常读错字（形似字、同音字和近义字错误）或漏读，阅读速度慢、不准确，拼写错别字多或不会写，有时写"镜像字"，写作困难，不能正确地运用句法和语法规则，书面组织和条理性差；学习数学运算和数学概念困难，难以理解抽象概念和复杂问题解决能力低下。常影响学业、社交和日常生活技能发展。

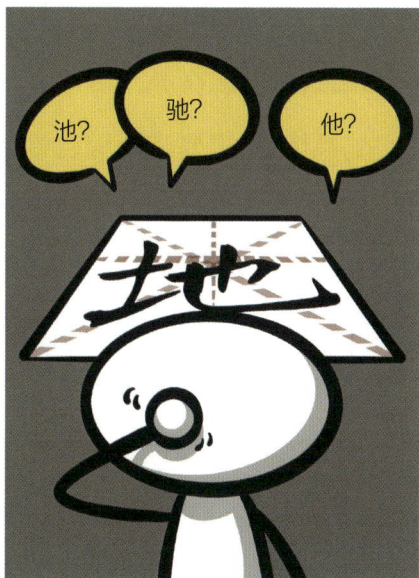

3. 学习障碍和学习困难的异同

二者的结局均表现为学业不良，但二者存在本质区别。学习障碍这一概念主要用于医学领域，特指学业技能缺陷并导致学业不良；学习困难为更广义的概念，泛指各种原因导致的学业不良，不仅包括学习障碍，还包括智力低下、言语语言障碍（听、说能力差）、视/听力障碍所导致的学业不良，同时也包括缺乏教育机会、情绪问题或环境经验不足而导致的学业问题。

知识扩展

患有学习障碍怎么办

学习障碍需要进行综合性治疗，包括针对阅读、书写和数学学业技能的特殊教育和共患病的治疗。早期干预尤为重要，对 8 岁前的儿童进行干预更有可能改善症状。学习障碍需要终身管理。个体化教育计划是有效干预的关键性要素，包括个体化、反馈和指导、持续评估、常规持续练习。对于学习障碍儿童，除接受常规教学外，还需要特殊教育，包括特定技能教育、发展代偿性策略、发展自我支持技能、特殊适应性调适。小学阶段矫治性教育起重要作用，例如对阅读障碍者将语音意识、字词、阅读理解等整合在教育计划中；中学和大学阶段，教育策略从矫治转变为特殊适应性调整，如给予更多的阅读和测验时间、减少或改良作业、允许使用电脑或录音机等。

误区解读

1. 学习障碍是学习态度不端正造成的

这种观点不正确。学习障碍不是简单的态度或意愿问题，而是与大脑发育的神经生物学因素有关，包括遗传学、表观遗传学和环境因素之间的交互作用。这些因素影响大脑有效而准确地察觉和加工言语或非言语信息的能力。学习障碍会导致成绩差、辍学概率高、心理痛苦水平高、低自尊和低自我效能感，可能继而增加不愿学习和抗拒学习的风险。

2. 学习障碍长大就好了

这种观点不正确。学习障碍虽然是一种出现于学龄期的神经发育障碍，但其根源涉及大脑结构和功能的异常。这些问题不会随着年龄的增长而自然消失，其缺陷通常会持续到青春期甚至成年期，尤其是日常生活中存在的阅读流畅性和理解力、拼写、书面表达和计算技能等问题。学习障碍症状随年龄增长而变化。

小故事　　**安徒生：写错字的天才故事家**

世界著名童话作家安徒生在文学创作上取得了巨大的成就，他的作品如《小美人鱼》《丑小鸭》等深受人们喜爱。但有迹象表明，他患有学习障碍。

安徒生小时候在学习上表现并不出色，特别是在书写和学习语法方面遇到了困难，老师们对他的学业表现也并不看好，认为他不应该从事文学相关的工作，甚至在他广为人知的童话故事手稿中，也出现了很多拼写错误。但凭着对童话和故事的热爱，他不断地写作，最终成为世界文学史上的重要人物之一。

儿童动作不协调是病吗

小伟是个7岁的活泼男孩，但每次尝试系鞋带或参加体育活动时都显得笨手笨脚。美术课上，他无法精确控制手部动作，常把纸张弄得一团糟。跳绳和跑步对其他孩子来说简单有趣，对他来说却成了挑战。写字时字迹歪斜，速度慢，经常被误解为懒惰。吃饭时，他难以正确使用筷子，总把食物弄得到处都是。父母带他去看医生，小伟被诊断为"发育性协调障碍"。经过专业治疗，他的精细运动和粗大运动技能增强，逐步掌握了日常生活中的运动技能。

💡 小课堂 ·····················

1. 什么是发育性协调障碍

发育性协调障碍是通常于发育早期起病的一种神经发育障碍，主要特征是获得和执行协调性运动的技能缺陷，表现为动作笨拙和运动技能的缓慢或不精确，妨碍了日常生活中的活动。该疾病病程呈慢性，50%～70%的病例病程会持续到青春期和成年期。根据美国精神病学会的流行病学调查，5～11岁儿童发育性协调障碍的患病率为5%～6%，男女比率在（2～7）∶1。

2. 发育性协调障碍有哪些表现

发育性协调障碍主要影响粗大运动和／或精细运动技能，表现因发育阶段而异。

学龄前期：达到一个或多个"运动里程碑"（如坐、爬、走）或发展特定技能（如爬楼梯、系纽扣、系鞋带）方面延迟。拿握东西时更容易掉落，跌跌撞撞，碰到障碍物，或比同龄人更频繁地跌倒。

童年中期：症状可能在书写、玩球、拼图或建造模型等活动中显现。

青春期和成年期：可能表现在掌握新技能，如驾驶、使用工具或记笔记等方面存在困难。

在所有发展阶段中，即使掌握了一项技能，动作的执行也往往比同龄人更笨拙和更不精确。

发育性协调障碍也会影响儿童日常生活的自理活动，如穿衣和吃饭；影响学业表现，如书写能力较差、完成作业速度较慢等；使社交参与受限，例如在体育课上或与同龄人进行游戏时，表现出较低的运动技能水平。

知识扩展

1. 发育性协调障碍如何评估

发育性协调障碍的评估需要谨慎而系统地进行。由于儿童运动技能发展存在个体差异，特别是4岁前的测试结果往往不够稳定，临床上通常在5岁前不做诊断。评估时，专业人员会详细询问发育史，关注运动里程碑的达成时间；使用标准化测评工具如儿童运动协调能力评估量表（M-ABC-2）观察当前运动能力；评估日常生活中的功能性表现，排除其他神经系统疾病，持续观察一段时间，确认问题持续存在。这种谨慎的做法是为了避免将正常的发育差异误诊为障碍，同时确保真正需要帮助的孩子能得到及时干预。

2. 发育性协调障碍的共患病有哪些

（1）注意缺陷多动障碍：发育性协调障碍与注意缺陷多动障碍共病率约50%，两者的共同出现可能增加了行为和学习困难的复杂性。

（2）学习障碍：发育性协调障碍儿童在进行书写任务时可能

遇到困难，也可能与特定学习障碍（尤其是阅读和书写障碍）共病，这些学业技能困难可能与运动协调困难相互影响，加剧学习成绩的下降。

（3）情绪和行为问题：发育性协调障碍可能与情绪问题如焦虑、抑郁，以及行为问题如情绪失控、自我调节困难等共病。这些问题可以部分归因于运动困难带来的挫折感和社交障碍，并导致自卑、社交回避和自我效能感降低等。

（4）发育性语言障碍：发育性协调障碍可能同时伴有语言发育迟缓或语言障碍，尤其是在执行复杂语言任务或语言表达方面。

这些共患病状态表明，发育性协调障碍是一种复杂的神经发育障碍，其影响不仅限于运动协调能力，还可能涉及广泛的认知、情绪和社交领域。综合评估和综合治疗对于有效管理患者的综合健康和生活质量至关重要。

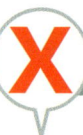

X 误区解读

发育性协调障碍是因为懒惰或不努力造成的，该疾病只是普通的运动笨拙

这种观点不正确。发育性协调障碍并非由懒惰或不努力引起。它实际上是一种神经发育障碍，影响儿童的运动协调能力。与普通的运动笨拙不同，发育性协调障碍是医学上确认的疾病，导致孩子们在执行日常生活中看似简单的任务时遇到困难，比如系鞋带、穿衣、书写或参加体育活动。

正确看待挤眉弄眼的孩子

8岁的小西，是个小学二年级的学生，他在一年级时曾出现过不自主挤眉弄眼、扭脖子的表现，持续时间约1个月，后自行缓解，家长未在意；二年级开学后再次出现眨眼，逐渐出现耸鼻子、扭脖、耸肩，偶尔还会不间断地清嗓子，喉咙发怪声，症状时轻时重。家长带其到医院就诊，被确诊为"抽动症"，经过积极治疗后，小西的症状明显好多了。

小课堂

1. 什么是抽动症

抽动症，学名"抽动障碍"，是一种起病于儿童和青少年时期，以不随意的突发、快速、重复、非节律性、刻板单一或多部位肌肉运动和/或发声抽动为特点的一种复杂的慢性神经精神障碍。并可伴有注意力不集中、多动、强迫性动作和思维，或其他行为症状。抽动症病程不一，可呈短暂性的或慢性的，也可持续终身。抽动通常以眼部、面部或头部的运动抽动为首发症状，而后向颈、肩、肢体或躯干发展，常由简单发展到复杂。各种形式的抽动可受意志短暂控制，通过自身努力可自我控制或推迟发作一段时间。在睡眠时消失，而在情绪紧张、焦虑、激动或疲劳时加重。

2. 抽动症有哪些表现

（1）运动性抽动：简单运动性抽动是指突然、迅速、孤立和

113

无意义的运动，如眨眼、挤眉、皱额、吸鼻、张口、伸脖、摇头、耸肩等；复杂运动性抽动表现为突然的、似有目的的复杂的行为动作，如"做鬼脸"、眼球转动、拍手、弯腰、扭动躯干、踩脚等，还包括模仿行为、猥亵行为等。

（2）发声性抽动：简单发声性抽动表现为反复发出不自主的、无意义的、单调的声音，如"嗯""啊"等，或者类似动物的叫声、清嗓声、吸鼻声等；复杂发声性抽动表现为反复发出似有意义的词语，包括单词、词组、短句、秽语、模仿性语言和重复性语言等。

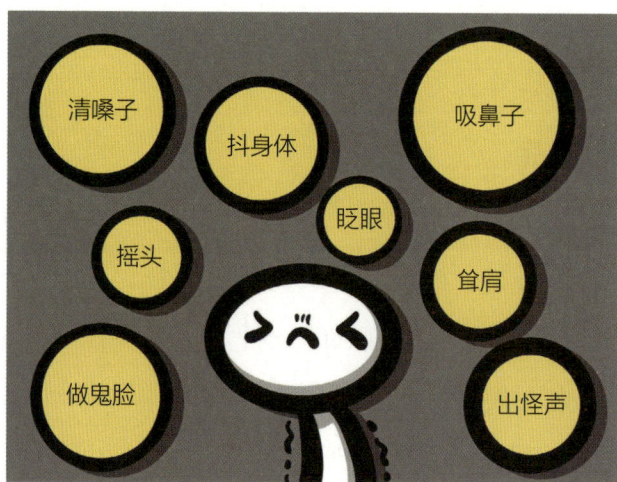

3. 抽动症的分型有哪些

（1）短暂性抽动障碍：又称一过性抽动障碍、暂时性抽动障碍，是儿童期最常见的抽动障碍类型。大多数表现为简单性运动抽动，少数表现为单纯的发声性抽动。病程不超过 1 年。

（2）慢性运动或发声抽动障碍：运动和发声抽动两种症状不

同时存在。病程长，症状往往有持久、刻板不变的特点。病程 1 年以上。

（3）抽动秽语综合征：又称多发性抽动、发声与多种运动联合抽动障碍、图雷特综合征（Tourette 综合征），病程在 1 年以上，临床表现最复杂、最严重，甚至迁延致残。

知识扩展

1. 得了抽动症该怎么办

严重程度不同，抽动症的治疗方式也不一样。

如果抽动不影响日常生活或学校活动，对于轻度的抽动、一过性抽动的孩子可以先进行医学教育和心理支持治疗，适当给予观察等待期，并定期随访。

对于中重度抽动患者的治疗原则，同样是先尝试非药物干预（医学教育、心理支持、家长管理培训、学校教育支持、认知行为治疗等），当心理教育和行为治疗无效或无法控制时，需要药物治疗，行为治疗可与药物治疗相结合。

2. 抽动症的共患病有哪些

约 50% 的抽动症和超过 80% 的抽动秽语综合征患者至少共患 1 种精神、神经或行为障碍，约 60% 的抽动秽语综合征患者有 2 种或 2 种以上共患病，比如多动症、强迫症、焦虑、抑郁、睡眠障碍、自残或自伤行为、品行障碍、愤怒发作或情感爆发。其中，多动症是最常见的共患病，其次是强迫症。共患病增加了抽动症的复杂性和严重程度，影响患儿学习、社会适应、个性和心理素质的健康发展，给疾病的诊断、治疗和预后增加困难和挑战。

X 误区解读

1. 抽动症就是"毛病"

这种观点不正确。家长应正确认识抽动症的性质和特征，明确并非孩子有意而为之，出现抽动时避免采用责骂、指责的方式，不要紧张或当场提醒，要关心关爱孩子，告诉孩子，抽动不是毛病，而是一种疾病，同感冒发热一样，是可以治疗改善的。要帮助孩子客观认识自己的病，不要过于在意别人的看法，消除自卑感，鼓励孩子与人交往，营造良好、轻松的家庭氛围。

2. 抽动症都是可以自愈的

这种观点不正确。一过性抽动的孩子预后良好，大多数有自愈的可能性。但是，据调查，高达 20% 的抽动症儿童的抽动症状会持续到成人期，约 5%~10% 的抽动症儿童，成年之后抽动症状比儿童时期更严重。抽动症并不是一定会自愈的疾病，需要家长给予孩子关注，及早采取干预措施，进行康复治疗。

小故事　抽动症的由来

抽动一词是从法语"Tique"演变而来的，原意为"扁虱"。形容抽动的症状类似牛马被扁虱叮咬时出现的突发、不自主的、无目的的、重复的、非节律性的和快速的肌肉收缩动作。系统地描述和研究抽动症开始于 19 世纪，最早由让 - 加斯帕尔·伊塔尔（Jean-

Gaspard Itard）于 1825 年首先描述，其后乔治·吉勒·德拉图雷特（Georges Gilles de la Tourette）于 1885 年报道了 9 例，指出本病的临床特征具有"多种抽动症""秽语症"，并伴有模仿言语或模仿行为。故后人便将此病命名为"图雷特综合征（Tourette综合征）"。

家长如何帮助神经发育障碍儿童健康成长

14 岁的孤独症患儿小雨在父母的支持下成为社区烘焙坊的"明星学徒"。小雨自幼对食材搭配展现特殊兴趣，父母发现后系统培养其烘焙技能。经过 2 年专业训练，小雨已能独立完成曲奇饼干制作，其制作的动物造型饼干深受社区居民喜爱。更可贵的是，通过烘焙活动，小雨的精细动作能力和社交沟通能力得到显著提升，现在能主动与顾客进行简单交流。

小课堂

1. 什么是神经发育障碍

神经发育障碍是指出现在发育阶段的行为和认知障碍，包括智力发育障碍、孤独症谱系障碍、注意缺陷多动障碍（多动症）、学习障碍。这些疾病对患者的日常生活、学习和社交能力产生严重影响，同时也给家庭成员带来了巨大的心理压力和负担。因此，家庭支持对于神经发育障碍患者及其家庭成员来说至关重要。

2. 家庭对于神经发育障碍儿童支持的重要性

（1）能够提高患者的生活质量：家庭支持可以帮助患者更好

地应对生活中的挑战，提高他们的生活质量。家庭成员的关爱和支持可以让患者感受到温暖和安全，从而增强他们的信心和自尊心。

（2）能够促进患者的康复：家庭支持对于患者的康复过程具有积极的促进作用。家庭成员可以通过提供适当的照顾、教育和训练，帮助患者改善症状，提高生活技能。

（3）能够减轻家庭成员的压力：面对神经发育障碍患者，家庭成员可能会感到焦虑、沮丧和无助。家庭成员之间的互相支持可以帮助他们更好地应对这些情绪，减轻心理压力。

3. 家长如何帮助神经发育障碍的儿童青少年

（1）获取专业信息：家长要主动了解神经发育障碍的相关知识，以便更好地理解和支持他们。可以通过阅读专业书籍、参加讲座和培训、咨询专业人士等方式获取信息。

（2）提供适当的照顾：家长要根据患者的具体情况，提供适当的照顾和支持。包括生活照顾、教育训练、心理疏导等。

（3）寻求社会资源：家庭支持不仅仅是家庭成员的责任，还需要社会的支持。可以寻求政府部门（如民政、残联等部门）提供的各类资源和服务，如康复治疗、心理咨询、法律援助等。

（4）关注家庭成员的心理健康：家长在照顾患者的过程中，也可能面临心理压力。要关注家庭成员的心理健康，及时发现和解决问题，避免互相指责埋怨。可以通过参加亲子活动、交流经验、寻求专业帮助等方式，提高心理素质。

（5）加入各种互助小组：家长可以加入互助小组，互助小组可以是线上或线下的，可以是定期或不定期的。大家能够抱团取暖，可以分享成功的经验，也可以互相提醒避免不必要的"踩雷"。

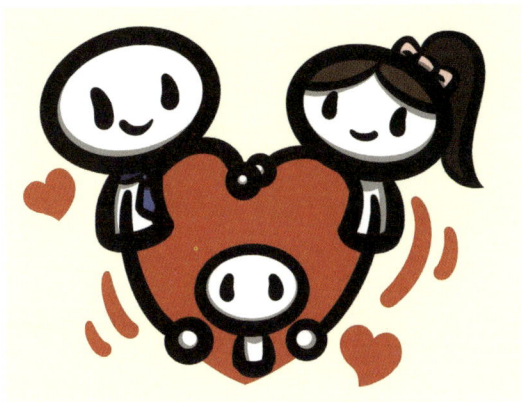

知识扩展

家长如何帮助多动症的孩子学习

在学习这个事情上，与普通的儿童相比，多动症儿童更需要家长的帮助。作为家长，应该做到以下几点。

（1）帮助孩子回顾上课内容和搞懂作业的要求：帮助孩子系统地整理学校的学习内容和老师布置的作业，将老师所讲的内容系统地回顾一下，将作业与教学内容有机地联系起来。一对一的辅导有利于孩子更好地集中注意力。

（2）帮助孩子制订学习计划：如果觉得老师布置的作业量，对于孩子来说太大、太繁重（例如，作业常需要做到深夜 11 点，甚至更晚），就要及时地跟老师商量，依据孩子所能负荷的量，制订一个切实可行的学习计划，以免孩子因为不堪重负而沮丧焦虑，最终完全放弃做作业。

（3）提供安静的学习环境：注意力不能集中会影响到作业的完成，要给孩子提供一个安静的学习环境，以免受到外界干扰。最好让孩子在一个干净整洁、相对封闭的安静空间里做作业。

神经发育障碍儿童的学校支持

多多是个 8 岁的男孩，正在上二年级。他从小就表现得比较好动，在幼儿园的时候老师就反映其经常不能专心听课，即使在玩游戏、做手工时都不能安静下来，有时会不听老师的指令，经常到处乱跑。当时家人没有重视。多多读小学后注意力的问题更加明显，上课经常会走神，课后做作业也很拖拉，学习成绩从一开始就不是很理想。最近，家长在老师的建议下带多多去看了医生，医生判断多多得了"多动症"。这种情况学校和老师能做些什么呢?

小课堂

1. **学校支持对于神经发育障碍儿童的重要性**

（1）提高学生的学习成绩：学校支持可以帮助神经发育障碍学生更好地适应学习环境，提高他们的学习成绩。这包括提供个性化的教育方案、调整课程设置、提供特殊教育服务等。

（2）促进学生的社交发展：学校支持可以帮助神经发育障碍学生建立良好的人际关系，提高他们的社交能力。这包括提供社交技能培训、组织社交活动、鼓励同伴支持等。

（3）减轻老师和家长的压力：学校支持可以减轻教师和家长在照顾和支持神经发育障碍学生方面的压力。学校可邀请医生进校园做科普宣传，为老师和家长提供专业的培训和心理支持。同时，学校还可以跟相关的医疗机构建立对接机制如绿色通道等，能够方便患者就诊。

（4）提高学校的包容性和多样性：学校支持可以促进学校的包容性和多样性，为所有学生创造一个公平、友好的学习环境。这包括提高师生对神经发育障碍的认识和理解、加强差异化教育理念的普及、建立无障碍设施等。

2. 学校和老师应该怎么做

神经发育障碍的孩子，尤其是多动症患儿，由于注意力难以集中，学习成绩可能相对较差。同时，由于他们会表现出明显好动，严重时还会影响整个课堂的教学秩序，需要老师和同学们给予他们更多的包容和理解。以下是学校和老师们可以做的：

（1）跟家长一起配合医生的治疗措施，观察病情变化：如多动症的孩子在服药后课堂表现是否有进步，服药后是否出现了一些不良反应，这些都需要老师跟家长定期反馈，然后家长再反馈给医生，以便更好地调整药物。同时，老师们还要鼓励孩子按照医生的要求按时按量服药，提高孩子的治疗依从性。

（2）提供个性化的教育方案：学校应根据这些学生的具体需求，制订个性化的教育方案。包括调整课程设置、提供特殊教育服务、安排灵活的学习时间等。例如，可以为多动症的孩子提供小班教学，减少课堂干扰；为他们提供个别辅导，帮助他们解决学习难题。

（3）鼓励同伴支持：学校应鼓励其他学生与多动症的同学建立友谊，提供同伴支持。这包括开展同伴教育、组织互助小组、鼓励共同参与活动等。例如，可以组织同伴辅导活动，让其他学生帮助多动症的孩子完成作业，提高他们的学习效果。

（4）提供心理支持：多动症的孩子如果没有得到及时的有效干预，可能会出现焦虑抑郁等心理问题，学校应为他们提供心理支持，帮助他们应对学习和生活中的压力。包括提供心理咨询、心理治疗、心理疏导等。

知识扩展

老师们可以在课堂上如何帮助多动症的儿童

（1）要制定明确的规则和期望：在课堂上，为多动症孩子制定明确的行为规范和期望，让他们知道什么行为是可以接受的，什么行为是不可以接受的。这有助于引导他们更好地遵守纪律，减少不良行为。尤其是在有重大活动，如公开课、参观学习等情况下，事先对孩子进行提醒就非常有必要。

（2）设定目标和任务：为多动症孩子设定具体、可实现的目标和任务，帮助他们专注于学习。可以采用短期目标和长期目标相结合的方式，让孩子逐步建立自信。

（3）采用积极的奖励制度：对于多动症孩子的良好表现，老师可以给予及时的表扬和奖励，激发他们的学习积极性。奖励可以是物质性的，也可以是精神性的，如鼓励、赞美等。

（4）采用多样化的教学方法：针对多动症孩子的学习特点，可以采用多样化的教学方法，如游戏化教学、小组合作学习等，提高他们的学习兴趣和参与度。

神经发育障碍儿童的社会支持

洋洋三岁时确诊孤独症，妈妈辞掉工作带他去北京康复，三年后有明显进步。但回到当地上幼儿园，因不适应纪律，表现又令人担忧。此后洋洋妈妈亲手创办"心语庇护中心"，当地残联为其提供场地、申请公益性岗位。老师们教孩子们书法、音乐等课程，还带他们参加公益演出、去爱心企业学习技能。并通过社交媒体平台直播孩子们的编织课，售卖手工艺品，让孩子们接触社会，在各方支持下，孩子们逐渐融入社会。

小课堂

1. 社会支持对于神经发育障碍儿童的意义是什么

神经发育障碍，尤其是低功能孤独症、严重的智力低下等会导致患者在社交、沟通、学习、行为等方面出现困难，而且这类问题到目前为止缺乏有效的药物治疗手段，普遍预后较差。由于这些问题，患者及其家庭往往在社会中遭受歧视、误解和排斥，这对他们的心理健康和生活质量产生了严重影响。因此，为神经发育障碍患者提供社会支持至关重要。

通过社会支持，首先，可以帮助患者克服各种困难，提高适应能力，从而提高他们的生活质量。其次，可以促进患者的心理健康，神经发育障碍患者在面对生活中的挑战时，可能会产生焦虑、抑郁等心理问题。社会支持可以帮助患者建立自信，增强应对压力的能力，从而促进他们的心理健康。最后，能够减轻家庭负担，神经发育障碍患者往往需要家庭成员的长期照顾和支持，这会给家庭带来很大的经济和心理压力。社会支持可以帮助患者获得专业的康复服务，减轻家庭负担。

2. 我国目前对于神经发育障碍儿童的社会支持现状是怎样的

（1）法律、政策支持：随着社会的发展进步，国家对于严重神经发育障碍的患者及家庭越来越重视。法律层面，根据《中华人民共和国残疾人保障法》《中华人民共和国教育法》，禁止歧视残疾人，所有适龄儿童包括孤独症谱系障碍、智力发育障碍的孩子均有接受教育的权利，同时在医疗、教育、社会保障等各方面均有完善的政策，让神经发育障碍儿童能够得到及时的治疗救助。

（2）专业服务：随着对神经发育障碍认识的提高，越来越多的专业服务提供者开始关注这一领域。这些服务包括康复治疗、特殊教育等，越来越多的机构参与其中，旨在帮助患者克服困难，提高生活质量。

（3）社会组织：许多慈善机构致力于为神经发育障碍患者提供支持。他们通过组织活动、提供服务、开展宣传等方式，帮助患者融入社会，提高生活质量。

虽然对于智力发育障碍、孤独症谱系障碍等的社会支持日趋完善，但对于多动症等的社会支持却仍需要加强，不管是从教育方面，还是医疗救助方面均有待完善。

知识扩展

如何提高神经发育障碍儿童的社会支持度

（1）提高公众认识：公众对神经发育障碍的认识仍然有限，许多人对这些疾病存在误解和歧视。因此，提高公众对神经发育障碍的认识，消除误解和歧视，是提高社会支持的重要途径。这可以通过开展宣传教育、举办公众活动等方式实现。

（2）加强政策支持：政府应继续加大对神经发育障碍患者的政策支持力度，确保患者能够获得充分的教育、医疗和康复服务。此外，政府还应加强对相关政策的监督和执行，确保政策的有效实施。

（3）提高专业服务质量：为神经发育障碍患者提供高质量的专业服务，是提高社会支持度的关键。这需要加强对专业人员的培训，提高他们的专业水平和服务能力。同时，还应加强对服务质量的监督和评估，确保患者能够获得满意的服务。

（4）发挥社会组织作用：社会组织在神经发育障碍的社会支持中发挥着重要作用。政府和相关部门应支持和引导社会组织的发展，为他们提供更多的资源和支持。此外，社会组织还应加强与政府、专业机构的合作，共同为患者提供更好的支持。

（5）倡导家庭和社会参与：家庭和社会的参与对神经发育障碍儿童的成长和发展至关重要。家长和家庭成员应积极参与患者的康复和教育过程，给予他们关爱和支持。同时，社会各界也应关注这一群体，为他们提供更多的帮助和机会。

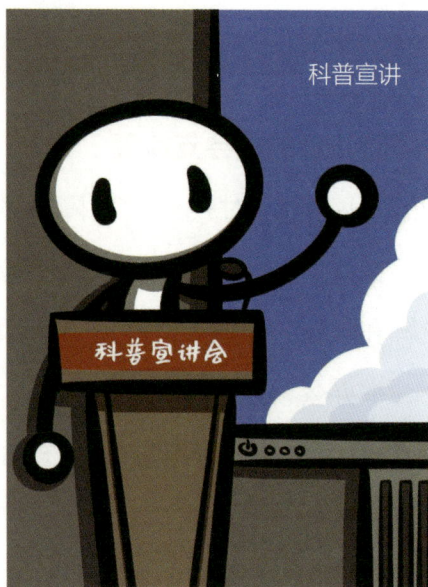

答案：1. C；2. D；3. √

健康知识小擂台

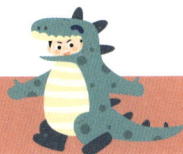

单选题：

1. 和神经发育多样性无关的是（　　）

    A. 注意缺陷多动障碍　　　B. 孤独症谱系障碍

    C. 抑郁症　　　　　　　　D. 抽动秽语综合征

2. 哪个症状与孤独症谱系障碍无关（　　）

    A. 怕听很响的声音　　　　B. 挑食，不能接受新食物

    C. 无眼神对视　　　　　　D. 睡眠障碍

判断题：

3. 神经发育多样性强调人脑在社会行为、学习能力、注意力、心境和其他心理功能上的多样性和变化。（　　）

神经发育多样性
与神经发育障碍
自测题

（答案见上页）

困扰儿童青少年及其家庭的常见心理问题

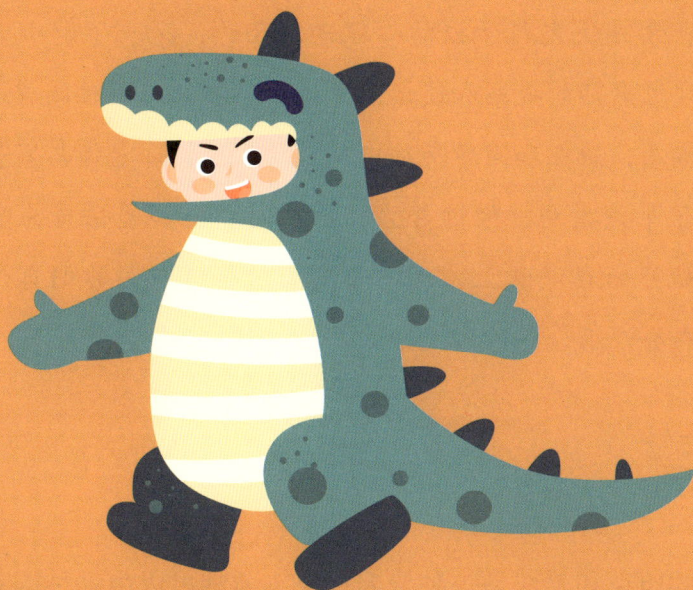

儿童青少年时期，是心理成长的关键阶段，同时也是各种心理问题易发的时期。胆小羞怯、咬指甲、失眠、哭闹不止……这些看似不起眼的行为，可能正是孩子内心困扰的信号。早恋、网络成瘾、自伤、厌学，以及校园欺凌等问题，更是让无数家庭忧心忡忡。面对这些挑战，家长不仅需要耐心和理解，更需要科学的方法和策略。同时，了解并遵守《中华人民共和国未成年人保护法》，也是保护孩子健康成长的重要一环。让我们一同关注并解决这些心理问题，为孩子们营造一个更加健康、和谐的成长环境。

孩子胆小、羞怯怎么办

小丽今年8岁，最近父母发现她在公共场合总是躲在家人身后，不敢与陌生人说话。小丽的父母很担心孩子的社会交往问题，于是决定与学校的心理老师合作，深入了解小丽的行为。经过老师的观察和谈话，发现小丽在幼儿园时期曾遭受同伴的嘲笑，她在和同学交往中非常缺乏自信。老师与家长一同采取了干预措施，经过努力，小丽的胆小和羞怯行为显著减少。她开始在课堂上主动举手发言，能够与同学们自信地交流，在公众场合也落落大方。

小课堂

1. 孩子为什么会胆小羞怯

孩子的胆小和羞怯是一种普遍现象，通常可以由多种因素综合作用引起，包括生物因素、心理因素和社会因素等。

（1）生物因素：大脑中某些区域（如杏仁核）负责处理恐惧和焦虑的情绪。杏仁核的敏感性和活跃程度在某些孩子中可能更高，导致他们容易感到害怕和紧张。

（2）心理因素：孩子与主要照护者的不安全依恋关系，会影响他们的安全感和自信心。此外，自尊心低的孩子往往会过分关注自己的缺点和失败，从而避免在社交场合中暴露自己，以免遭受批评或嘲笑。

（3）社会因素：家庭的教育方式和氛围对孩子的性格发展有重要影响。过于严厉或过度保护的教育方式可能导致孩子缺乏自主性和自信心。此外，孩子如果在社交中遭遇了负面经历（如被排斥或嘲笑），他们可能会变得更加害羞和退缩。

2. 胆小和羞怯的表现

（1）回避陌生人：不愿意和不认识的人交流或互动。

（2）害怕新环境：进入新的地方时显得紧张和不安。

（3）依赖性强：在陌生环境中过于依赖父母或熟悉的照护者。

（4）社交退缩：不愿意参加集体活动或与同龄人玩耍。

3. 孩子的胆小羞怯何时需要关注

虽然胆小和羞怯是很多孩子成长过程中的常见状况，往往会随着年龄的增长和社交技能的逐步提升而得到改善。但如果出现以下情况，则需要家长给予更多关注。

（1）影响生活：这种行为严重影响到孩子的日常生活，比如不愿意上学、不愿意参加任何社交活动，表现出极度的焦虑、恐惧，甚至哭闹等强烈情绪反应。

（2）躯体症状：反复出现如头痛、腹痛等身体不适的症状，可能是由于过度焦虑和恐惧引起的。

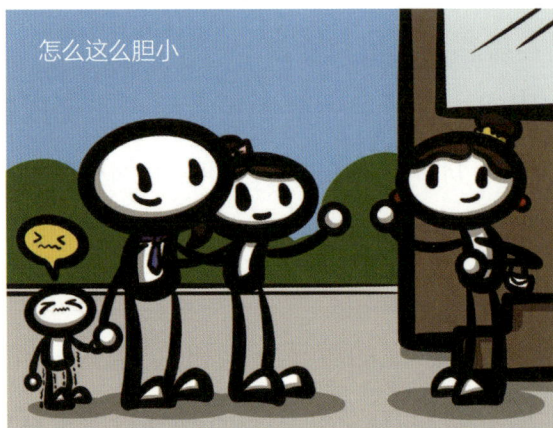

怎么这么胆小

知识扩展

如何帮助胆小羞怯的孩子

采取积极有效的应对方法，具体如下。

（1）营造安全感，提供心理支持：家长、教师要和孩子建立信任和支持，了解他们的感受和想法，让孩子感受到学习和生活环境是安全的。保持日常生活的规律性和稳定性，让孩子拥有良好的生活节奏。

（2）鼓励社交互动，避免强迫和批评：通过安排小型的、熟悉的社交活动，逐步增加孩子与他人互动的机会。通过家庭游戏或课堂活动的角色扮演，模拟日常社交场景，循序渐进地帮助孩子练习如何与他人交流。在这个过程中，要给予孩子鼓励，避免在孩子面前使用贬低或批评的语言，不要给他们贴上"胆小""害羞"等负面标签。

（3）树立榜样：家长和教师应以身作则，展示积极的社交行为和自信友善的社交方式。

通过这些方法，家长和教师可以帮助孩子逐步克服胆小羞怯，建立自信，发展健康的社交能力。请记住，在这个过程中，耐心和持续的支持是关键。

✗ 误区解读

1. 孩子胆小羞怯是天生的，改不了

这种观点不正确。有些家长错误地认为胆小羞怯完全由先天决定，忽视孩子性格的可塑性，低估了后天培养的重要性。通过适当引导和循序渐进的训练，孩子的社交能力可以显著提升。

2. 孩子表现出胆小和羞怯时，家长要强迫孩子社交

这种观点不正确。强迫孩子社交可能会让孩子感到压力和反感，反而加剧他们的恐惧和不适。应尊重孩子的节奏，逐步引导他们适应社交环境，给予他们时间和空间去习惯和接受，才能真正帮助他们克服胆小和羞怯，成长为自信和独立的人。

孩子反复咬指甲，家长如何处理

小明是一个 6 岁的男孩，经常咬指甲，尤其是在写作业或考试前后。妈妈试图纠正无果后，带他看了儿童心理医生。医

生发现小明学习压力大，焦虑水平较高，继而出现了反复啃咬指甲的表现。医生建议家长帮助小明减轻学习压力，提供替代行为如手握小玩具，并教他放松技巧。经过几个月的调整，小明的咬指甲行为明显减少，焦虑程度也得到了改善，生活质量和自信心显著提升。

小课堂

1. 孩子为什么会咬指甲

孩子反复咬指甲的行为通常首发于 5～7 岁，不加干预可能会持续到成年期。以下是孩子反复咬指甲的常见原因。

（1）压力和焦虑：这是孩子反复咬指甲最常见的原因。当孩子面对学业、考试问题，以及人际、家庭关系等压力时，可能产生焦虑情绪。这时咬指甲可以成为一种"自我安慰"的方式，帮助他们暂时转移注意力，减轻不安情绪。

（2）模仿：如果家长或朋友有咬指甲的习惯，孩子可能会不自觉地模仿这种行为，进而养成习惯。

（3）感官寻求：婴儿通过吮吸母乳获得口腔感官的满足。如果在母乳期这种需求没有得到充分满足，孩子可能会通过咬指甲、吮吸手指等行为来弥补这种缺失。

（4）注意缺陷多动障碍：此类患者往往有难以控制的冲动行为，咬指甲可能是他们释放过多能量和减轻内心冲动的一种方式。

（5）强迫障碍：强迫障碍患者有明显的强迫行为和思维，咬指甲可能是一种强迫性动作，用来减轻他们的焦虑。

（6）微量元素和维生素的缺乏：例如缺锌或缺铁性贫血，会导致异食癖的症状,如咬指甲。

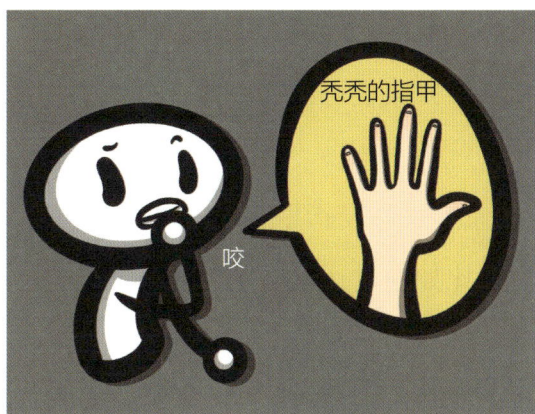

2. 孩子反复咬指甲的危害

孩子反复咬指甲不仅会导致指甲和手部的损伤,还包括其他潜在的健康风险。

(1)指甲及手部损伤:由于反复咬指甲,儿童的指甲边缘可能会出现不整齐、破损或变形,严重的还会引起局部出血,甚至可能引起反甲或甲沟炎。此外,频繁咬指甲的动作可能导致手部肌肉紧张和疲劳,造成关节疼痛和活动受限。

(2)感染风险:手指和指甲缝隙中可能藏有大量细菌和病毒,咬指甲会使这些病原体进入口腔和体内,导致腹泻或其他健康问题。

(3)影响人际关系和自尊:孩子咬指甲可能被同龄人注意到,容易引发嘲笑或排斥,降低孩子的自信心,影响孩子交朋友。

知识扩展

孩子咬指甲怎么办

孩子反复咬指甲，家长可以采取以下措施来帮助他们改掉这一习惯。

（1）放松训练：如果咬指甲是由于压力或焦虑，家长可以帮助孩子减轻压力，比如通过运动、听音乐、画画等放松活动来缓解他们的紧张情绪。

（2）提供替代行为：引导孩子用其他方式来代替咬指甲。如提供咬胶或咬链，这样可以满足他们对口腔刺激的需要。

（3）设立奖励机制：建立一个奖励系统，鼓励孩子在特定时间内不咬指甲，不咬指甲就可以得到一个小奖励。这种及时正向的强化可以有效地帮助孩子改掉习惯。

（4）展示危害后果：可以用视频和图片的方式，让孩子明白咬指甲的严重后果。

（5）寻求专业帮助：孩子反复咬指甲可能是其他心理问题的表现。如果家长在使用上述方法后效果不明显，建议咨询医生和专家，寻求专业的诊断和帮助。

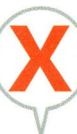

误区解读

咬指甲是孩子故意的

咬指甲通常不是孩子故意的行为，而是一种无意识或习惯性的行为。孩子可能在无聊、焦虑、紧张或有压力时不自觉地咬指甲，以此来缓解内心的不安或压力。有时候，这种行为可能会变成一种习惯，即使孩子意识到这个习惯的不良影响，也难以控制。此外，孩子反复咬指甲也可能是其他心理问题，如强迫障碍或注意缺陷多动障碍的表现，家长应该及早给予孩子关注并采取干预措施。

孩子也会失眠吗

小明是一个 10 岁的男孩，近半年，父母发现他每天晚上都很难入睡，经常在上床后辗转反侧，需要一个小时以上才能真正进入睡眠状态。即使入睡后，他也会在夜间醒来好几次，每次都要很久才能继续睡着，导致白天上课时显得特别疲倦，注意力不集中，记忆力也变差，有好几次上课都撑不住睡着了。在老师的建议下，小明父母带孩子来到儿童心理科就诊。经过几次心理咨询，发现小明主要是因为学业压力以及和同学之间的矛盾而感到焦虑，这种情绪直接影响了他的夜间睡眠。通过调整作息，培养良好的睡眠习惯，减少晚上的电子设备使用，并进行适当的心理疏导，小明的睡眠状况得到了明显改善。

小课堂

1. 什么是失眠

失眠是指持续一段时间无法入睡或无法保持睡眠状态，从而影响日常功能的一种睡眠障碍。失眠不仅仅是成年人经常遇到的问题,儿童和青少年也可能经历,这种情况会对他们的生理、心理及学习生活造成显著影响。

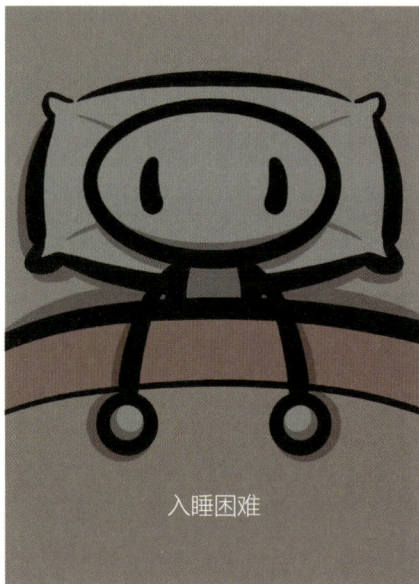

入睡困难

2. 儿童青少年失眠有哪些表现

失眠在儿童和青少年中的可能表现为入睡困难、夜间频繁醒来、早醒以及白天过度困倦。这些睡眠问题不仅影响孩子的生长发育、情绪行为,还可能导致注意力不集中、学习成绩下降等问题。

3. 失眠的不同程度及其表现

(1)轻度失眠

1)入睡困难:每晚入睡时间延迟 30 分钟以内。

2)夜间觉醒:夜间醒来次数较少,一般 1～2 次,每次醒来后能较快再次入睡。

3)早醒:偶尔出现早醒,但时间不超过计划起床时间的 30 分钟。

4)白天表现:白天有轻微的疲倦感,但对日常活动影响较小。注意力和情绪基本正常,没有明显的功能障碍。

(2)严重失眠

1)入睡极度困难:每晚入睡时间延迟超过 1 小时。

2)频繁夜间觉醒:夜间醒来多次(3 次以上),每次醒来后难以再次入睡。

3）严重早醒：经常比计划时间提前 1 小时以上醒来，且无法再次入睡。

4）白天表现：白天极度疲倦、困倦，影响学习和日常活动。注意力严重不集中，情绪波动大，甚至出现焦虑和抑郁症状。

知识扩展

1. 失眠的原因有哪些

儿童和青少年的失眠原因多种多样，通常可以归纳为以下几类。

（1）心理因素

1）压力和焦虑：学业压力、人际关系问题以及家庭冲突等都会导致儿童和青少年的焦虑，进而引发失眠。

2）情绪问题：抑郁症和其他情绪障碍也常常与失眠相伴而生。

（2）生理因素

1）生物钟紊乱：尤其在青少年中，生物钟的变化可能导致他们在晚上难以入睡，而早上则难以起床。

2）生理疾病：如哮喘、过敏、夜惊症等，也会干扰孩子的睡眠。

（3）环境因素

1）睡眠环境：嘈杂的环境、不适宜的卧室温度和光线等都会影响孩子的睡眠质量。

2）生活方式：不规律的作息时间、过度使用电子设备、不良饮食习惯等也是导致失眠的重要因素。

2. 如何帮助孩子改善失眠

（1）保持规律的作息时间：固定的睡眠和起床时间有助于调节孩子的生物钟。建议每天保持一致的作息时间，包括周末在内，这样可以帮助孩子形成良好的睡眠习惯。

（2）创造良好的睡眠环境：确保卧室安静、舒适，避免过多的光线和噪声。可以使用厚窗帘遮光，并保持适宜的室温。让孩子的床铺舒适，也有助于提升睡眠质量。

（3）减少电子设备使用：特别是在睡前 1 小时，应避免使用手机、电脑等电子设备，因为这些设备发出的蓝光会抑制褪黑素的分泌，影响入睡。建议孩子在睡前进行一些放松的活动，如阅读、听轻音乐等。

（4）心理支持：帮助孩子处理压力和焦虑，通过沟通和支持，减轻他们的心理负担。家长可以与孩子多交流，了解他们的困扰，并给予积极的鼓励和安慰。同时，可以寻求心理咨询师的帮助，提供专业的心理辅导。

（5）健康生活方式：平衡的饮食、适度的运动和足够的户外活动都有助于改善睡眠质量。鼓励孩子每天进行一定量的体育锻炼，如散步、跑步或游泳，但应避免在临睡前进行剧烈运动。

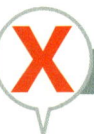

✗ 误区解读

1. 孩子的失眠只是暂时的，长大后自然会好

这种观点不正确。失眠问题如果不及时干预，可能会影响孩子的身体健康和心理状态。儿童和青少年的失眠不仅仅是成长过程中

的暂时问题，它可能预示着潜在的心理或生理问题，应该及时关注和处理。

2. 睡前运动能帮助孩子快速入睡

这种观点不正确。虽然适度的运动有助于睡眠，但在睡前进行剧烈运动可能会使孩子的身体处于兴奋状态，反而难以入睡。建议孩子在睡前 2～3 小时内避免剧烈运动，可以进行一些放松活动，如阅读、听音乐等。

孩子不听话，常哭闹不止，是病吗

小磊是一个 4 岁的男孩，最近几个月，父母发现他变得越来越不听话，无论是让他收拾玩具、吃饭，还是洗澡，总是拖拖拉拉，甚至直接拒绝；而且经常因为一些小事，比如玩具找不到了或者想吃的东西没有了，就大哭大闹，发脾气。这些行为非常影响家庭氛围，家长开始尝试各种方法来应对，包括奖励制度、惩罚措施以及耐心劝说，但效果都不明显。这让小磊的父母感到十分困惑和焦虑，担心他是否患有某种疾病，或者是否家长的教育方式出了问题，就带着他来到了医院寻求帮助。

小课堂

1. 孩子不听话、哭闹、发脾气是病吗

发脾气是指儿童在受到挫折后哭叫吵闹的现象。在各年龄阶段

均可出现，以幼儿期和学龄前期更为常见。容易发脾气的儿童一般较任性，常有不合理要求，当要求未被满足或受到挫折时就大发雷霆，表现为大喊大叫，哭闹不止，就地打滚，与父母顶嘴，撕扯衣服头发，甚至用头撞墙或以死来威胁等。此时，多劝说无效，只有当要求得到满足后，或者不予理睬，经过较长时间才平息下来。因此，孩子的不听话、哭闹和发脾气不一定是病。

2. 为什么孩子不听话、爱哭闹、发脾气

（1）心理需求

1）表达不满与需求：儿童在成长过程中，由于语言和认知能力有限，往往无法准确表达自己的需求和感受。当他们的需求得不到满足时，就会通过哭闹、发脾气的方式来表达，这是孩子心理需求的一种表现形式，也是寻求关注和帮助的一种方式。

2）情绪调节能力有限：儿童的情绪调节能力相对较弱，面对挫折、失望或不满时，容易情绪失控，表现出不听话、哭闹、发脾气等激烈的情绪反应。这是孩子情绪发展过程中的正常现象，需要家长给予正确理解和引导。

（2）生理因素

1）生理发育不成熟：孩子的大脑控制情绪的能力尚未完全成熟前，面对不良刺激（如饥饿、疲劳、疼痛等）时，容易失去控制，表现出发脾气、哭闹等原始行为。这是生理发育过程中的正常现象，家长应关注孩子的生理需求，及时给予满足。

2）身体疾病的影响：某些身体疾病，如感染性疾病、消化系统疾病、过敏等，可能导致孩子身体不适，从而影响情绪表达，表现出哭闹、不听话等行为。家长应注意孩子的身体信号，如有异常

及时就医。

（3）家庭环境

1）教育方式的影响：家长的教育方式对孩子的行为有重要影响。溺爱或粗暴的教育方式都可能导致孩子形成通过哭闹来达到目的的习惯。家长应该秉持正确的教育观念，采用温和、理性的方式来引导孩子。

2）家庭氛围的影响：家庭氛围和谐与否也会影响孩子的情绪表达。家长应努力营造温馨、和谐的家庭氛围，减少争吵和冲突，为孩子提供一个稳定、安全的成长环境。

（4）心理疾病：有些患有焦虑症、孤独症、注意缺陷多动障碍等心理疾病的儿童，可能会表现出不听话、哭闹、发脾气行为，因为他们控制自己情绪的能力差。

知识扩展

如何应对孩子的不听话、哭闹、发脾气

（1）保持冷静与耐心：面对孩子不听话、哭闹或发脾气，家长要首先保持冷静和耐心。不要过度反应或惩罚孩子，以免加剧他们的情绪反应。相反，应该给予孩子足够的关注和理解，等待他们情绪平稳后再进行沟通。

（2）倾听与理解：当孩子哭闹或不听话时，家长首先要做的是倾听和理解孩子的情绪和需求。通过耐心询问和观察，了解孩子哭闹的原因，并给予适当的安抚和引导。

（3）设定界限和规则：在理解和满足孩子合理需求的同时，

家长也应设定明确的界限和规则，让孩子知道哪些行为是可以接受的，哪些是不可以的。对于不合理的哭闹行为，家长应该坚持原则，不轻易妥协。

（4）情感引导与教育：家长应通过情感引导与教育的方式，帮助孩子学会正确表达情绪和需求。可以通过讲故事、看绘本等方式，让孩子了解情绪管理的重要性，并学会用更合适的方式来表达自己的情感。

（5）建立稳定和谐的家庭环境：父母应保持良好的夫妻关系，为孩子提供安全、温馨的成长环境。对待孩子应秉持理解、尊重的态度，避免溺爱或严厉惩罚，提倡理性、平和的沟通方式。

（6）寻求专业帮助：如果孩子的哭闹行为持续存在且严重影响日常生活，建议家长及时寻求专业人士的帮助。进行评估和诊断，并提供相应的治疗方案。

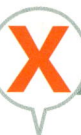

X 误区解读

孩子不听话、哭闹和发脾气就是性格坏

这个观点不正确。孩子出现不听话、哭闹和发脾气等行为，并不一定等同于他们就是"性格坏"。在孩子经历不同成长阶段的挑战时，这些行为背后往往隐藏着复杂的心理和情感需求。很多情况下，情绪表达方式有限、需求未得到满足、家庭环境和社会影响等原因均可能导致孩子出现不听话、哭闹和发脾气。家长应该保持冷静和耐心，尝试从孩子的角度去理解他们的行为，并探索行为背后的原因。通过积极的沟通、合理的引导和支持，帮助孩子学会更好

地表达和管理自己的情绪，而不是简单地给他们贴上"性格坏"的标签。

孩子偷窃、撒谎，是品行问题吗

小杰 10 岁了，最近父母发现他从家里偷拿东西，并且每次被询问时，他都会撒谎。小杰的父母很担心，认为他可能有品行问题，于是决定与学校的心理老师合作，深入了解小杰的行为。经过几次谈话和观察，老师发现小杰之所以这样做是为了引起关注，遂与家长一同采取了干预措施。经过几个月的努力，小杰的偷窃和撒谎行为显著减少。他开始主动向父母和老师承认错误，并且学会了如何通过恰当方式满足自己的需求。

小课堂

1. 孩子偷窃、撒谎，是品行问题吗

孩子出现偷窃和撒谎行为，虽然可能是品行问题的一部分，但不能单纯地将其归结为品行问题。出现这些行为可能和以下原因有关。

（1）年龄和发展阶段：年幼的孩子可能还不能完全理解偷窃和撒谎的道德和法律含义，他们可能只是出于好奇。

（2）表达心理需求：孩子可能在通过这些行为表达某种未被满足的心理需求，例如寻求关注、表达愤怒或焦虑等。

（3）环境影响：家庭环境、同伴影响和社会环境等都可能对

孩子的行为产生影响。如果孩子周围的人经常偷窃或撒谎，他们可能会认为这是正常行为。

（4）其他问题：注意缺陷多动障碍或行为障碍的孩子可能会表现出这些行为，因为他们难以控制自己的冲动。

2. 如何判断孩子存在品行问题

判断孩子是否存在品行问题需要综合考量多方面的因素，包括行为表现、社交互动、家庭环境和学业表现等。具体如下：

（1）行为表现：不良行为是否持续至少 6 个月，且显著多于同龄孩子。

（2）社交互动：与同龄人频繁发生冲突或对社交活动不感兴趣，有回避倾向。

（3）家庭环境：家庭是否存在冲突或压力，家庭教育方式是否存在过度的惩罚或缺乏足够的关注和支持。

（4）学业表现：旷课或逃学，学习成绩明显下降。

（5）专业评估：咨询儿童心理学专家、精神科医生或学校心理老师，进行专业的行为和情绪评估，对于行为障碍严重者，可能需要进一步判断是否存在品行障碍。

3. 什么是品行障碍

品行障碍是一种行为障碍，通常在儿童或青少年时期开始出现。患有品行障碍的个体会持续地表现出攻击性或破坏性，严重违反规则，出现逃学、夜不归宿或离家出走等行为，影响其日常生活和人际关系。品行障碍与品行问题相比，持续时间更长，表现形式和功能损害更为严重。

知识扩展

如何应对孩子的偷窃和撒谎行为

如果孩子出现偷窃、撒谎等不良行为，作为家长应该做好以下几点。

（1）了解原因：与孩子进行开放和非责备性的对话，开诚布公地沟通，了解他们行为背后的原因。表达对行为的关心和理解，而非仅仅是责备。

（2）教育引导：通过故事、游戏和日常对话，以身作则，展示诚实、守信以及尊重他人财产的重要性。

（3）设置明确的规则和后果：让孩子明白偷窃和撒谎的后果，制定家庭规则，并明确说明违反规则的后果。确保规则和后果的一致性和可预见性。

（4）积极强化：表扬和奖励孩子的良好行为，以鼓励他们继续保持。

（5）寻求专业帮助：如果问题持续存在或变得严重，且家庭和学校的干预无效，应寻求专业的帮助。

综合这些方法，家长可以帮助孩子逐渐改正不良行为，养成良好的品行。

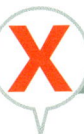

X 误区解读

对有品行问题的孩子应该进行严厉的惩罚

有些家长在面对孩子的不良行为时，选择严厉惩罚而不是教育。这种方法不仅可能会加剧孩子的反抗情绪，还可能导致孩子更加隐蔽地进行不良行为。家长需要采用耐心、智慧和正确的教育方法来帮助孩子理解和改正这些行为，包括让孩子理解为何这些行为是不正确的，以及应如何改正，必要时寻求专业帮助也非常重要。

发现孩子早恋，家长如何应对

14 岁的女孩丽丽，上初中二年级了，最近妈妈发现她总是抱着手机聊天，有时边聊边笑，有时半夜屋里也有聊天的动静。妈妈以为丽丽贪玩，提醒她少玩手机，也没太在意。老师给妈妈发信息，说丽丽最近和其他班的一个男孩来往密切，可能是早恋了，提醒丽丽妈妈注意孩子的情况，以免耽误学习。丽丽妈妈知道后非常着急，偷看孩子聊天记录，发现里面称呼暧昧。丽丽妈妈害怕早恋影响孩子的成绩，想找丽丽谈谈，但不知道如何沟通才能帮助孩子，又不会影响亲子关系和孩子情绪。

💡 小课堂 ● ● ● ● ● ● ● ●

1. 我们通常说的"早恋"到底是什么

有文章给出早恋的概念，是指青少年在生理、心理和社会条件都没有真正成熟的时候，就开始了恋爱。笼统地讲，18 岁以下青少年的恋爱都属于早恋。随着时代的发展、教育的普及和思想的开放，人们对于早恋的态度也在变化。20 世纪 80 年代教育工作者对早恋持贬义、批判、反对的态度，认为早恋是不务正业，会带来一系列严重的后果。21 世纪教育者们逐渐认识到对早恋的禁止并非好的方式，开始提倡遵循中学生心理发展规律来合理预防和干预早恋。

2. 早恋的发生原因及影响因素

早恋的发生主要与青少年性早熟和性意识觉醒有关。目前，青少年性成熟年龄，男孩大约在 16 岁，女孩大约在 14 岁。青少年在这个时期达到性成熟的高峰期，生理上会产生性冲动、性幻想。再加上随着社会的开放，他们有机会接触到与性有关的网络文学以及影视节目、视频等，这些都刺激了青少年强烈的对异性的好奇心和探求异性奥秘的愿望，对爱情产生美好向往，或者对性有强烈好奇和冲动。同时，家庭、学校对青少年期的男女交往持反对态度反而强化了青少年对异性的好奇心和探索欲。另外，早恋与部分青少年空虚、孤独、道德观念薄弱、自制力缺乏，以及不理解恋爱的真谛等因素有关。同时，不少青少年甚至误认为早恋是一种潮流，是一种标新立异的行为体现。

知识扩展

1. 发现孩子早恋，家长如何应对

家长发现孩子早恋后，首先要和老师沟通，了解老师观察到的孩子的早恋行为表现、情绪状态和学习生活情况。然后，通过老师或者心理咨询师了解青春期孩子的身心特点，学习如何与青春期的孩子进行有效沟通，并对孩子进行青春期性教育。通过和孩子沟通，引导孩子形成正确的性观念，既不能谈性色变、过于保守，也不能对性过于开放接受。在性态度上，要让孩子正确对待性，比如明确教育孩子不能用性作为交易或者获取利益的手段，要帮助孩子形成正确的性价值观和健康的恋爱观，让孩子学会对自己的学业和身体负责，引导孩子正确面对早恋，处理早恋关系，避免早恋性行为的发生。

2. 针对早恋行为，学校可以采取哪些管理措施

学校不仅要进行青春期生理卫生知识的教育，还要进行一些必要的两性知识的教育，比如避孕知识、艾滋病防控知识、性传播疾病防控知识等。学校要开展青春期性知识的教育，建议配置专职的心理健康老师，可以通过开设生理卫生课程或讲座进行性知识普及。此外，还应该加强学生的性适应教育。学校在管理过程中要规范异性交往行为，并教育学生如何正常与异性交往。最后，要注重引导学生形成健康的性态度和性观念，可以从改善校园环境着手，通过加强校园及周边不良信息的监督和管理，引导学生形成健康的性价值观。学校还要开设心理咨询室，为青春期的学生和早恋的学生提供专业的心理辅导和干预。

✗ 误区解读

家长要以"如临大敌"的态度面对中学生早恋

不正确。许多家长发现孩子早恋时会有如下反应，搜查：家长偷偷查看子女的日记、手机聊天记录、情书等；软禁：家长禁止孩子外出，尤其是课余时间不得擅自外出，必须待在家中；监视：家

中有异性同学来访或者一起复习功课，家长在旁监听他们谈话，窥视他们的互动行为；拦截：有电话找孩子，父母先去接听，如果是同性的同学，则允许接，若是异性同学则询问缘由再给孩子接听，或者挂断电话、不让接听；调离：给孩子办理转学，或者举家搬迁。以上过度反应往往适得其反，常常会挫伤孩子的自尊心，引发孩子叛逆心理，由愿意沟通到刻意隐瞒，甚至破罐子破摔，采取更冒险的行为。

孩子过度使用网络、手机，家长该怎么办

小明今年 14 岁，读初中二年级，原来学习很好，排班级前几名，自从五年级跟同学尝试打游戏后，就开始沉迷于网络游戏，以手游为主，经常手机不离手，父母管也不听。起初，小明还能坚持上学。初一开始，他经常打游戏到很晚，昼夜颠倒，早上起不来，还经常以作业没完成怕老师骂等理由拒绝上学，就算偶尔去一次，也是在课堂上睡觉，回到家里，作业不做，反锁房门，在屋子里打游戏，和家人几乎不交流。小明打算放弃学业，要求父母给办理休学，还因为父母没收自己的手机，和父母打了起来。来心理科就诊时，小明自诉虽然游戏已经打到高级别，但也快乐不到哪里去，如果不打又很无聊。看着孩子整天沉迷游戏，荒废学业，父母直叹气！

小课堂

1. 孩子使用网络会成瘾吗

使用互联网是儿童、青少年最常见的休闲活动之一，合理使用可帮助孩子开阔视野、增长知识。但如果长期、不合理、过度使用，则容易造成网络成瘾，影响日常生活和学习。当然，一些青少年本身存在情绪失调或社交困难，他们在现实生活中没有积极而有效的应对策略，常借助互联网来排遣不良情绪或建立社交，对网络产生迷恋，最终可能导致网络成瘾，从而进入回避现实沉迷网络的恶性循环，影响个体的日常学习和生活。以上情况达到病程标准时，则构成网络成瘾综合征。专家认为，网络成瘾综合征实际上是对上网行为的冲动失控。

儿童青少年对手机、电脑的过度使用都容易成瘾，而连接上网络则加剧了手机、电脑使用的成瘾速度。特别是网络可下载形形色色的游戏，在网上与同龄人一起打游戏，可以让儿童青少年暂时缓解和遗忘现实生活的苦闷和学习的压力。同时，互联网的使用和网络游戏会带来满足和快感，让孩子们逐渐沉迷其中，甚至远离现实，成为一种病态，显著影响学习和生活，也影响与家人和周围人群的人际关系。当然不是每个人

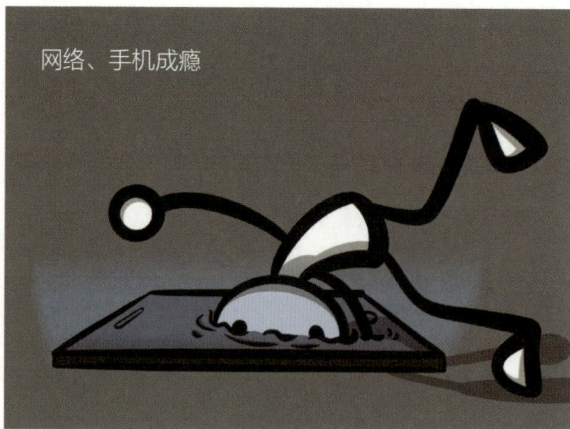
网络、手机成瘾

使用网络都会成瘾，成瘾人群也有自己的性格特质。

2. 青少年网络成瘾有哪些表现

青少年网络成瘾最主要的表现为异常地使用网络，使用时间明显超出大多数人，迷恋网络而不能自拔，常影响到个体日常的生活、社交和学习等社会功能。不使用网络或者拿不到手机会有各种心理和身体的不适感，医学上称为"戒断症状"，如感到心里烦躁、坐立不安、脾气暴躁，出现心慌胸闷等躯体不适感，睡眠差。恢复使用网络，则又生物钟颠倒，无法自控。

美国心理学家杨格提出诊断网络成瘾的 10 条标准有：上网时全神贯注，下网后念念不忘"网事"；总嫌上网时间太少而不满足；无法控制自己的上网行为；一旦减少上网时间就会烦躁不安；一上网就能消除种种不愉快情绪，精神亢奋；为了上网而荒废学业和事业；因上网放弃重要的人际交往、工作等；不惜支付巨额上网费用；对亲友掩盖自己频频上网的行为；使用网络后还是有孤寂失落感。这种过度使用互联网而导致个体明显的社会、心理功能损害，病程 1 年以上，则构成网络成瘾综合征。

3. 家长如何应对孩子网络成瘾的问题

对于孩子网络成瘾的问题，需要医生、心理治疗师和学校老师协商，运用智慧来解决。要知道，戒除网络成瘾不是一件容易的事，就像戒烟、戒酒一样，存在难度。家长切记不可贸然行事，需要多方协作，共同应对。

有研究表明，在未成年的网络成瘾人群中，存在的不仅仅是单一的网瘾问题，往往同时共患其他精神障碍，或者网络成瘾是继发于其他精神障碍。在这种情况下，仅关注网络成瘾而不关注背后的精神心理问题则可能导致干预失败。

另一方面，对于已经存在精神心理行为问题（如注意缺陷多动障碍、抑郁症、社交焦虑障碍、创伤后应激障碍等）的儿童青少年，共患或者继发网络成瘾的比例会增加。

在看到孩子出现的网络成瘾行为显著影响其学习后，许多家长会愤怒地强制限制或拒绝孩子使用网络。但如果孩子原本就存在其他精神心理问题，网络成瘾行为可能只是"导火索"，原先的共患病可能才是"炸药包"。家长如果不重视网络成瘾背后的共患病及一些心理问题，没有理解到孩子内在的痛苦，也没有带他们及时诊治，仅仅关注浮在表面的网络成瘾问题，势必一叶障目，顾此失彼。有时，家长的一些做法过于极端，如强制没收手机，强制断掉网络，可能会适得其反，不仅会加重孩子原有的共患病，还无法解决网络成瘾问题。最后，不但没有给予有效帮助，反而会引起孩子更激烈的情绪反应，造成家庭关系紧张、亲子沟通困难，延误网络成瘾及共患病的治疗。因此，对于容易继发或者共患网络成瘾的疾病，需要系统治疗，既要重视浮在表面的行为问题——网络成瘾，又要关注背后的共患病或原发性精神障碍，共同诊治，全面考虑，综合评估，防患于未然。

知识扩展

儿童青少年网络成瘾综合征在干预前需要重视评估

对于儿童青少年网络成瘾综合征，医疗机构一般会对个体进行综合的评估，包括评估孩子的成瘾程度、成瘾背后的原因、情绪状态如何、有没有共患精神障碍、有没有生活事件让孩子不开心进而迷恋上网络、家庭是如何解决孩子上网问题的、家庭有什么资源和困难，也会评估亲子关系如何，以了解家庭中谁能帮助到孩子。在进行干预之前，要做到能理解孩子的痛苦，认可孩子的一些看起来不是很合适的行为，与他们建立连接，这样才容易获得孩子的同意，建立治疗联盟。也只有在孩子同意和愿意的前提下，才能更有效地帮助他们戒除网络成瘾综合征。当然医生还可以通过一些量表和共患病评估工具，对孩子的精神状况进行评估，后续的治疗也是基于当前评估的结果而开展，只有这样才能做到有的放矢，开展有针对性的干预治疗。

自伤的孩子，到底怎么了

小文14岁，是一名初二女生，在家与父母关系紧张，在学校不愿和同学交流，也没有朋友，封闭自我。最近，家长发现小文出现了拿小刀割自己手臂的情况，看着手臂上有小刀割过后留下的痕迹。小文表示上初二以来，时常会划伤自己的手臂，留下密密麻麻的伤痕；总是会阻止身上的伤口愈合，自己也不知道为什么要这样做，并且也不觉得疼痛。

💡 小课堂

1. 什么是自伤

自伤是指一个人有意伤害自己身体的行为，典型发病年龄在

12～16 岁之间。自伤与多种内源性和外在因素有关，不仅会直接损害青少年的身体，更会导致心理健康问题，专家认为自伤是自杀行为的一个强有力的预测因素，因此自伤的预防和干预至关重要。

有些个体自伤是为了调节情绪困扰和改变人际关系，表达了其对交流的渴望，或借此胁迫他人，甚至会用于解决冲突或建立亲密关系，同时可能被用来减少焦虑、愤怒、悲伤、抑郁、内疚、羞耻，甚至死亡的强烈感觉。他们会反复自伤，并成为一种成瘾性行为。以这些功能为目的，但并无结束生命意图的自伤行为均为非自杀性自伤。这些个体往往直接和故意地破坏自己的身体组织，但没有明显的死亡意图，也没有社会认可的原因。

2. 自伤有哪些表现

自伤的表现形式多样，可分为直接自伤和间接自伤。

直接自伤最常见的方法是用锋利、尖锐的工具（如刀片、针）切割或刻伤自己，常见的损伤区域包括手臂、腿部和腹部。其他常见的方法包括抓伤、撕咬、烧烫（通常用香烟）皮肤，打自己，在皮肤下嵌入物体，吞咽危险物品，阻止伤口愈合和拔头发等。大多数自我伤害者会使用多种方法伤害自己，重复自伤的人也更有可能伤害多个身体部位。间接自伤包括厌食、暴饮暴食、高风险性行为、物质滥用等。

有的行为并不归入自伤，比如意外伤害、特殊文化背景下的文身等社会认可的行为，以及神经发育障碍（比如孤独症）的刻板自伤行为和拔毛癖等。

自伤者可能会有一些异常表现。例如，即使在夏季仍然穿着长衣长裤；经常使用手腕绷带；不愿意参加需要换衣服的活动，如游泳课、体育课等。

存在非自杀性自伤被认为是自杀意念和自杀相关行为的危险因素，其中具有以下特征者，可能有较高的自杀相关行为风险：自伤行为持续时间超过一年，自伤方法种类多、发生频率高，自伤程度严重（割伤、需要就医缝合处理），自伤期间感受不到身体疼痛，有强烈的死亡意图和隐瞒自伤行为。

虽然大多数非自杀性自伤行为会在成年早期停止，但青春期若长期持续自伤则可能持续到成年，女性持续时间更长。非自杀性自伤也可能是青少年期情感障碍、焦虑障碍以及边缘型人格障碍的早期表现，提示成年后有此类精神障碍的风险增加。同时，也与成年后过量吸烟、物质滥用和依赖相关。

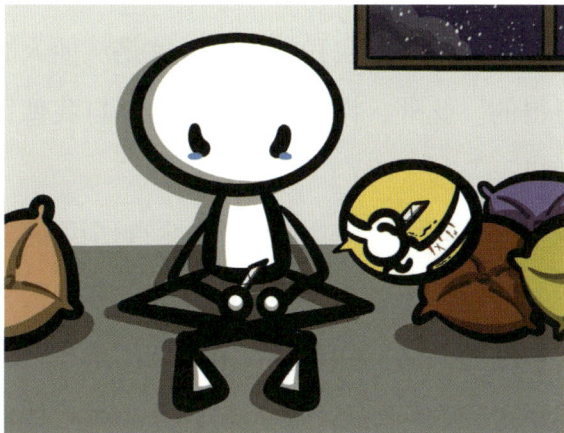

知识扩展

1. 孩子出现非自杀性自伤是怎么了

儿童青少年非自杀性自伤的常见原因有以下几种。

（1）家庭压力过大：随着青春期的到来，家庭系统的矛盾日益突显。许多青少年认为非自杀性自伤是自主的象征，即很多青少年认为"我可以随意掌控我的身体，包括伤害它"。当非自杀性自伤被披露时，父母通常会限制青少年的行为，孩子可能会将这些限制视为对其隐私的侵犯，认为父母太过专制，并感受到威胁。这可能导致自伤频率和严重程度的增加。此外，在家庭压力大的时候，青少年的压力、负面情绪和内疚感都会增加。

（2）社会学习假说：个体观察到他人采取的非自杀性自伤行为带来的某些影响，以至于作出采取行动的决定，对此行为进行模仿。事实上，大多数自伤者会告诉你他们是从朋友、家人和媒体那里知道或学习的这种行为。

（3）自我惩罚假说：自我惩罚或自嘲也可能激发非自杀性自伤，该行为代表了一种指向自我的虐待，这是从他人的反复虐待或批评过程中习得的。此外，许多自伤者认为，自我惩罚是非自杀性自伤的主要动机。

（4）社会信号假说：有时，非自杀性自伤可能是人们使用的一种沟通手段。当说话、喊叫等不太激烈的方式失败，或导致无响应、无效时，普通的策略往往不会带来预期的效果。此时，非自杀性自伤除了提供更强烈的信号外，或许还是一种可能特别有效的社交沟通手段，如孩子反馈"每次我开始伤害自己之后，妈妈的吼叫声就会轻很多"。

这是一种代价高昂的有害行为。但它的确存在于人类沟通中，也就是用高强度或高成本行为（如攻击性手势、非自杀性自伤）比低强度或低成本行为（如口头请求）更有可能引发他人作出自己所期望的反应。其实，也可以认为这是一种"继发性获益"的行为。

（5）实用假说：该假说认为，人们之所以选择非自杀性自伤，是因为它是一种相对快速且易于采取的方法，几乎可以在任何情况下快速执行。与可能具有类似功能的其他行为（如酗酒或吞服药物）相比，不需要时间和材料，使其成为一种具有吸引力的行为。

青少年缺乏控制情绪和行为的执行能力，并且可能无法随时获得乙醇或药物，因此他们会采取非自杀性自伤这种惩罚性行为。

（6）与精神障碍有关：非自杀性自伤患者常共患有其他精神障碍。研究表明，常见的共患病包括焦虑障碍、品行障碍、对立违抗性障碍、抑郁障碍、进食障碍、人格障碍、创伤后应激障碍和物质使用障碍等。

2. 自伤的治疗原则

对于反复性非自杀性自伤的青少年患者，早期干预对于防止强化习惯性行为很重要。复发性非自杀性自伤患者的行为目的是应对强烈的痛苦情绪，并且可能会造成较严重的伤害，甚或需要医学干预（如缝合）。

对于单发性非自杀性自伤的青少年患者，其自伤行为只造成体表轻微损伤（如在粗糙的表面上摩擦皮肤），不需要药物或其他治疗；其行为可能只是尝试性的，而非应对情感困扰等强化因素。干预措施包括进行观察及予以心理健康评估等。

✗ 误区解读

1. **非自杀性自伤的行为只是在寻求关注**

   这种观点不正确。对大多数人来说,非自杀性自伤是应对强烈的负面情绪的一种手段,他们会竭尽全力去隐藏自我伤害行为。

2. **非自杀性自伤是人们成长中的一个阶段,或青少年时期的时髦行为**

   这种观点不正确。非自杀性自伤不是趋势也不是阶段性行为,是一种不健康的应对策略。非自杀性自伤者是在尝试应对负面情绪。

如何帮助厌学的孩子

小明是一名13岁的初中男孩。小学时,他性格开朗,成绩优异,升入初中后,逐渐对学习失去了兴趣,上课走神,作业拖延。起先,老师和家长并未在意。此后,小明成绩显著下滑,开始沉迷游戏,家长老师的教育让他对学习愈发抵触,变得敏感多疑、沉默寡言,和同学常发生矛盾,多次请假缺课,甚至旷课、逃学。休学在家后,他整天把自己关在房内,通宵打游戏,和父母经常发生争执。在老师的建议下,家长带孩子来到心理科就诊。经过积极的治疗,小明发生了巨大转变,回到学校,学习也慢慢有了起色,和父母的关系也明显改善了。

小课堂

1. 什么是厌学

厌学是一种学生消极对待学习活动的行为反应模式，主要特征是学生对学习的认识存在偏差，情感上消极对待学习，行为上主动远离学习，表现为上课注意力不集中、不做作业、对学习无兴趣等。

2. 厌学有哪些表现

（1）情绪低落：可能持续感到沮丧、不开心，对日常活动和学习失去兴趣，无精打采。

（2）逃避学习：尽量避免学习，不愿上学、不参加课堂讨论、不完成作业等，可能通过装病、找各种借口制造障碍等。

（3）认知功能下降：思维不敏捷、注意力不集中、记忆力下降等，也可表现为难以理解和吸收新知识，对问题感到困惑和无助。

（4）行为问题：出现叛逆、对立的行为，如与父母或老师争吵、违反校规班规、旷课或逃学、不配合正常集体活动等。

（5）社交退缩：孤独、不合群，不愿意与同学或朋友交往，避免参加社交活动。

（6）躯体症状：一上学就出现腹痛、头痛、头晕、心慌气

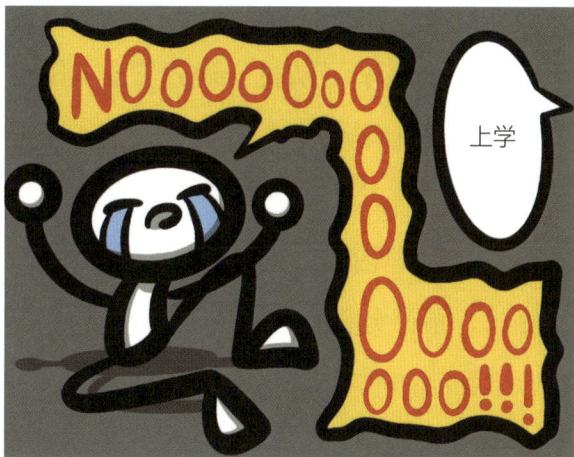

短、呼吸困难、月经不调等症状。

3. 厌学产生的原因主要有哪些

（1）学习动机不足或不明确：由于家庭、社会或个人的原因对学习缺乏明确的目标和动力，导致学习缺乏内在驱动力。

（2）对学习缺乏兴趣、没有热情：因为学业负担过重、教学方式不契合、师生关系紧张等原因，对学习缺乏兴趣、没有热情。

（3）学生意志薄弱、耐挫力差：许多学生由于各种原因缺乏面对困难和挑战的勇气，遇到学习困难就容易厌学。

（4）消极评价：来自家长、教师或同伴的消极评价会对学生产生负面影响，加剧厌学程度。

知识扩展

学生厌学怎么办

（1）改善外部教育环境：家庭、学校和社会应共同努力，为学生营造一个良好的学习环境，减少学习压力，提高学生的学习兴趣和动力。

（2）增强学习动机：通过设定明确的学习目标、找到学习的意义等方式来增强学生的内部动机，提高学生的学习主动性和积极性。

（3）心理治疗：对于已经出现厌学的学生，可以通过认知行为疗法、精神分析疗法等心理治疗方法进行干预，帮助学生调整心态，重新找回对学习的热情。

（4）药物治疗：对伴随其他精神疾病（如焦虑障碍、抑郁症等）的学生，可以在医生的指导下服用相应的药物，以缓解抑郁、焦虑等问题。

（5）加强沟通：家长、教师和学生之间应加强沟通，及时了解学生的学习情况和心理状态，及时发现并解决问题。

X 误区解读

1. 厌学就是懒、没目标、没志向

这种观点不正确。家长应正确认识孩子厌学的原因，如学习动机不足或不明确、消极评价、对于学习没有热情等，并非孩子有意而为之。事实上，学习是一个获得知识、经验和技能，使个体适应力增强的过程。当个体获得有用的东西时，大脑会分泌内啡肽和多巴胺这些"快乐元素"来"奖赏"自己，从而带来快乐。当孩子出现厌学时，要避免责备、批评，甚至是更过激的行为，应当鼓励孩子讲出真实的情绪和感受，站在他/她的立场，给予关心关爱，并根据孩子的实际情况采取积极有效的方式，如改善外部环境、增强学习动机、心理治疗、加强沟通等，帮助孩子在克服困难的过程中获得自我效能感，树立积极乐观的心态。

2. 厌学能自愈

这种观点不正确。轻微厌学可能自愈，如青春期的学生出现了厌学后，可能会随着心智的成熟，逐渐克服困难，开始认真学习。但是，严重的厌学通常很难自愈，因为厌学可能由学校、家庭、社会、自身能力等多方面因素造成，每个学生的情况都不一样，只有具体个案具体分析才能对症治疗。当孩子出现厌学时，需要家长及

早给予关注，采取积极的干预措施，进行合理治疗，但如果厌学过于严重，家长也应该留给孩子一定的空间，让孩子感受到无条件的爱，他们也会慢慢恢复，正如人本主义所传达的：如果孩子不遭受到虐待和过分控制，就都具备按照主流社会的要求发展自己的愿望和能力，而如今主流社会的要求就是好好上学、好好工作、好好生活。

小故事　厌学的由来

1932 年，美国的布罗德温（Broadwin）提出：不上学儿童主要是由逃学（怠学）行为引发的，把它归于神经症的一种类型。1942 年，约翰逊（Johnson）把由儿童分离焦虑引发的"拒绝上学"当成一种恐惧心理，提出学校恐怖症，并认为这属于儿童情绪障碍的范畴。《中国精神疾病分类方案与诊断标准修订版》中，专门设置有"儿童少年期精神障碍"，其中并没有"厌学症"一词，目前，我国的社会心理工作一般从心理和行为两方面对厌学进行描述，即情感上消极对待学习，行为上主动远离学习。

你需要知道的同胞竞争障碍

6 岁的瀚瀚上小学一年级。半年前瀚瀚的弟弟出生了，邻居经常和他开玩笑说，"妈妈生了弟弟，你可就掉价了"。慢慢地，瀚瀚变得越来越爱发脾气，邻居再说这样的话，他就又喊又叫，甚至几次动手打邻居，也经常趁父母不注意去掐弟弟，弄得弟弟大哭。之前在学校表现好、成绩也好的瀚瀚，最近上课不听讲、回家不写作业，各科老师请家长谈话。在家里，瀚瀚吃饭要妈妈端到床上，衣服要妈妈帮忙穿，如果不依他，就躺在地上哭闹几个小时。

小课堂

1. 什么是同胞竞争障碍

同胞竞争障碍通常是指随着弟弟或妹妹的出生，儿童出现某种程度的情绪紊乱。常起病于弟弟或妹妹出生后几个月内，患儿常感觉自己的地位被年幼的弟弟和妹妹所替代，或不被父母所关注，从而出现一系列的情绪行为改变。同胞竞争障碍以学龄前儿童多见，但大年龄的儿童情绪反应更激烈，会给孩子和家庭带来很大影响，如家庭关系紧张、学习成绩下降、同学关系紧张等各种心理社会问题。

2. 同胞竞争障碍有哪些表现

（1）竞争和嫉妒：明显地与弟弟/妹妹争夺父母的重视和疼爱，要求抛弃弟弟/妹妹；不愿和弟弟/妹妹分享；对弟弟/妹妹缺乏关心；表现出明显的敌意、攻击性，有的儿童甚至出现对弟弟/妹妹的残害行为。

（2）退化行为：可能出现尿床、吃饭要喂、用奶瓶喝奶、要母亲把尿、吮吸拇指，或模仿婴儿的举动引起父母的注意、要求母亲陪睡或拒绝上床，整日缠着母亲不放等行为。

（3）情绪问题：可表现为焦虑、抑郁或社会退缩，变得爱哭、孤僻、不和小朋友玩，有的出现躯体化症状，如头痛、腹痛等，可有睡眠障碍。较大的儿童会诉说烦恼、痛苦、不开心，感觉父母不爱自己了，甚至出现自伤行为及自杀意念。

（4）行为问题：可表现为多动、注意力不集中；不服从父母的指令，与父母对立乃至冲突，好发脾气，破坏家里或弟弟 / 妹妹的东西，说谎或找借口逃避学习及其他活动，甚至离家出走等。

（5）社会功能受损：同胞竞争障碍可能导致家庭关系紧张，孩子的学习成绩下降，以及与同龄人的关系紧张等社会功能受损。

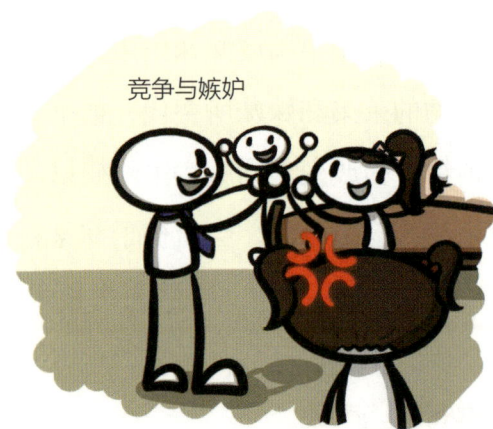

竞争与嫉妒

知识扩展

1. 得了同胞竞争障碍怎么办

同胞竞争障碍遵循心理治疗为主、药物治疗为辅的治疗原则。

（1）调整家庭成员间沟通和教育的方式

1）父母的接纳、陪伴：父母要做好分工，在照顾弟弟 / 妹妹的同时，要关注患儿感受，多陪伴孩子，不要让患儿感觉自己被抛弃了。

2）培养患儿和弟弟/妹妹的感情：让患儿参与到弟弟/妹妹的成长过程中，避免过度偏爱弟弟/妹妹，鼓励孩子们相互尊重和合作。

3）营造和谐的家庭氛围：家长要关注自身情绪，家庭成员要多沟通，努力保持一致的有效的教育模式，营造温馨和谐的家庭氛围，避免将负面情绪传递给孩子。

（2）心理治疗：游戏治疗是幼儿心理治疗的主要方法，年龄较大的儿童可以采用认知行为治疗、家庭治疗等。

（3）行为干预：要宽容孩子已出现的退化行为（如哭闹、发脾气、撒谎等），不要一味指责批评，更不要打骂、惩罚；多带孩子参加娱乐、文体活动。对于出现严重破坏、攻击行为的患儿，可以暂时将其和弟弟/妹妹分开一段时间。

（4）药物治疗：对于出现严重焦虑、抑郁情绪或严重破坏、攻击行为的患儿，可以使用药物对症治疗。

2. 如何预防同胞竞争障碍

（1）家长应提前准备，与孩子进行充分的沟通。在新生儿到来之前，家长可以告诉孩子他们即将有一个弟弟或妹妹，并解释这意味着家庭将增加更多的欢乐和爱。同时，也要让孩子明白，新生命的到来并不会减少对他们的爱和关注。

（2）家长要公平对待每个孩子，避免偏袒。

（3）鼓励孩子之间建立积极的互动关系，教会孩子如何分享、合作和尊重彼此的差异。

（4）当发现孩子出现同胞竞争障碍的迹象时，家长应及时寻求专业帮助。

1. 同胞竞争障碍是孩子的性格问题

同胞竞争障碍并不完全是孩子的性格问题，它可能与家庭环境、父母的教养方式，以及孩子自身的心理问题等多种因素有关。例如，父母的过度保护和过度照顾可能使孩子形成以自我为中心的观念，一旦这种关注减少，孩子就可能体验到落差并归咎于弟弟或妹妹。

2. 同胞竞争障碍是不可避免的

虽然同胞竞争障碍在家庭中是一个普遍现象，但它并非不可避免。通过了解同胞竞争障碍的成因和表现，父母可以采取一些措施来预防和缓解它。例如，采用民主型的养育方式，不过度保护和照顾孩子，鼓励孩子独立并学会等待。此外，建立安全型的亲子依恋方式也有助于减少孩子的嫉妒和竞争心理。

如何应对校园欺凌

13岁的小丽是一名初一女生，半年前随父母从外地转到大城市，由于性格内向、体形偏胖加上家乡口音浓重，小丽很快成了同学间的笑柄。起初，只是几句玩笑，但逐渐发展为恶意的嘲笑和推搡，小丽有了很多的外号，很多同学在网络群中肆无忌惮地用语言、漫画侮辱小丽。小丽没有朋友，孤立无助，长期忍受着心理压力，导致情绪低落，害怕上学，成绩大幅下降。小丽爸妈工作很忙，起先并未发现女儿的异常状况，偶然间看到小丽手臂上密密麻麻的划痕才得知孩子已经遭受了几个月的校园欺凌。

小课堂

1. 什么是校园欺凌

校园欺凌是指发生在校园内外，以学生为参与主体的一种攻击性行为，既包括直接欺凌也包括间接欺凌。校园欺凌通常会造成受害人身体、心理、性等方面的伤害、损害和困扰，甚至威胁生命。这种行为会破坏校园的安全和秩序，影响学生的身心健康和学业发展。

2. 校园欺凌的特点和主要类型

校园欺凌一般有 3 个特点：①欺凌者带有恶意，是故意为之；②欺凌者和受害者之间的力量不对等；③一段时间内重复发生。

主要类型有肢体欺凌、言语欺凌、社交欺凌、网络欺凌、性欺凌等。

言语欺凌

3. 什么是校园欺凌的"二次伤害"

校园欺凌的"二次伤害"是指在初次欺凌

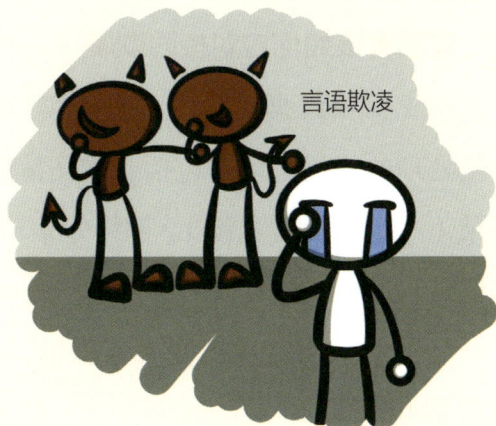

事件发生后，由于某些原因，受害者再次受到伤害的现象。这种伤害可能来自欺凌者的持续行为，也可能来自社会、家庭或学校对欺凌事件的不当处理或反应。

具体来说，当某个学生遭受校园欺凌时，不仅会受到身体上的伤害，还可能遭受情感和心理上的创伤。如果这些伤害没有得到及时和适当的处理，受害者的心理健康和自尊心可能会受到进一步损害。例如，受害者可能因为遭受欺凌而感到沮丧、焦虑、自卑，甚至产生自杀倾向。

此外，如果社会、家庭或学校对欺凌事件缺乏关注、忽视或处理不当，也可能加重受害者的伤害。比如，当欺凌事件被曝光后，受害者可能会受到同学的嘲笑、排斥或孤立，这种社会压力会让他们感到更加无助和绝望。

因此，避免"二次伤害"应当置于所有应对决策和具体措施之前。

知识扩展

1. 受害者该如何应对校园欺凌

（1）保留证据：这是"以事实为依据"的法律要求，是一切后续处理的前提。证据包括躯体伤情的照片（有日期标志）、就诊记录（一定要及时就诊）、网络短信截屏、语音或者录像、相关文字记录。这些证据可以来自自己，也可以从目击者那里获得。

（2）勇敢面对：即便心存恐惧，也要主动告知家长或老师，如实说明情况。

（3）回避与施害者的直接接触。

（4）不采取任何伤害自己的行为或者报复行为。

2. 家庭该如何应对校园欺凌

（1）观察到孩子的情绪和行为变化、身体外表的伤痕等反常迹象时，要主动询问并鼓励表达。

（2）理解孩子作为一个未成年人的不成熟态度和应对方式，不要指责，更不要打骂。

（3）保持冷静，不要采取过激行为。

（4）和孩子一起收集、保留证据。

（5）和学校沟通，协商解决方式。

（6）鼓励孩子接受心理干预。

（7）咨询法律工作者，必要时发起法律诉讼。

3. 学校该如何应对校园欺凌

（1）依照相关法律要求，建立健全防范校园欺凌工作制度，关键内容是制止和防止、事件报告、信息披露、多方沟通、受害者保护、心理干预、培训与教育等。

（2）在制定和实施措施时，应当将避免对受害学生的二次伤害放在首先考虑的位置。

4. 社会该如何应对校园欺凌

（1）对校园欺凌予以符合法律规定的关注。

（2）媒体报道及网络传播应尊重未成年人的人格尊严，遵守信息保密原则，注意避免二次伤害。

1. 只有身体暴力才算欺凌，其他形式不算

校园欺凌的形式多种多样，不仅包括身体暴力，还包括言语侮辱、网络欺凌、社交排斥等。这些形式的欺凌同样会对受害者造成严重的伤害。因此，我们应该全面地认识校园欺凌，不应仅仅局限于身体暴力。

2. 被欺凌者自身有问题，才会遭受欺凌

这是一种非常错误的认识。被欺凌者并不一定存在任何问题，他们可能只是因为某些原因成了欺凌者的目标。而欺凌者往往是因为自身存在一些问题，如自卑、缺乏安全感等，才会通过欺凌他人来寻求满足感和优越感。因此，我们应该避免对被欺凌者的指责和歧视，而是给予他们更多的关爱和支持。

家庭突发变故，如何帮助孩子应对

小萌今年上初三，是班级里的学习委员，平时开朗热情，对待工作认真负责。但是近来，老师发现小萌学习成绩明显下降，上课也缺乏积极性，整天愁眉苦脸，闷闷不乐，甚至经常请假不到学校上课，对此十分担心。经过多方面了解，老师得知小萌的父母因为情感不和，经常吵架，最近甚至准备办理离婚手续。之后，老师与小萌进行了沟通，了解到小萌的异常表现正是因为意外得知此事，她并不想父母分开，也担心被父母

遗弃。面对这种情况，老师感到十分苦恼，在想怎样才能帮助到小萌呢？

💡 小课堂

如何帮助孩子渡过突发变故

（1）提供稳定的支持：尽量保持日常生活的稳定性，让孩子感到安全和熟悉。与孩子保持开放、诚实的沟通，鼓励他们表达自己的感受和想法。

（2）理解和共情：倾听孩子的担忧和困惑，表示理解和共情，不要轻视他们的感受。告诉孩子在这种情况下感到难过、愤怒或害怕是正常的。

（3）寻求专业帮助：如果孩子的反应严重，建议寻求专业心理帮助，如儿童心理医生或治疗师。有些孩子在参加支持小组后会感觉好很多，因为他们可以与其他有类似经历的孩子分享和交流。

（4）增强孩子的应对能力：教导孩子采取积极的应对策略，如问题解决技能、社交技能等。鼓励孩子参加他们喜欢的活动，保持一定的社交和体育活动，以减轻压力。

（5）家长应该积极保持自己的情绪健康：家长也要注意调节自己的情绪，只有自己情绪稳定，才能更好地支持孩子。家长也可以寻求朋友、家人或专业人士的支持，以应对自身的压力和情绪。通过理解这些心理学背景知识和采取适当的措施，可以帮助孩子更好地应对家庭突发变故带来的困难。

（6）家校合作共同支持孩子渡过难关：老师和家长应当经常联系，多多了解孩子在学校和家里的状况，并通过和孩子谈心和给予有力的、实际的支持，联合帮助孩子度过困难阶段。

知识扩展

儿童不同年龄段面对家庭变故时的心理发展特点

不同年龄的孩子对突发变故的反应不同。幼儿可能会表现出退行行为，如吸吮手指或尿床；学龄儿童可能会出现学业退步、情绪不稳定等；而青少年则可能会表现出叛逆、孤立等行为。

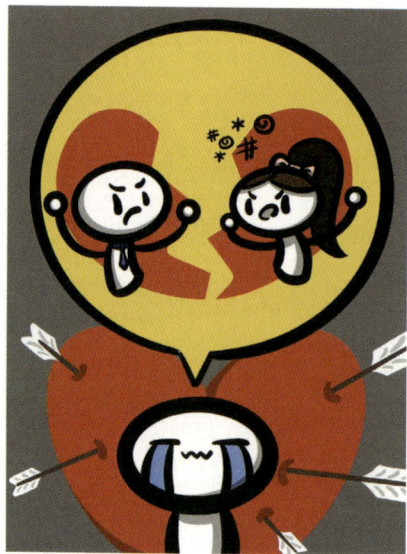

X 误区解读

1. 孩子太小，家庭突发变故不会受影响

事实是，即使是很小的孩子也会受到家庭突发变故的影响。他们可能无法用语言表达，但会通过行为和情绪反应表现出来。

2. 避免谈论家庭变故能保护孩子

事实是，避而不谈只会增加孩子的困惑和不安。开放、诚实的沟通有助于减轻他们的焦虑，让他们感到被理解和支持。

3. 孩子的反应只是"在演戏"或"寻求关注"

事实是，孩子的反应是真实的情感体验，他们需要的是理解和支持，而不是指责和忽视。

关注青少年饮酒、吸烟问题

15 岁的小亮是一名初中男孩，已经吸烟 2 年了。小亮觉得自己吸烟的动作跟爸爸和爷爷一样，都特别有男子气概。从小他就常听爸爸说吸烟非常提神，于是才决定尝试一下。起初小亮很不适应，觉得烟味很呛，但逐渐地，他吸烟的量越来越大。直到最近需要备战体育中考，小亮在运动中总感到从未有过的胸闷气短，就像是气管里卡住了什么东西。小亮的好朋友对此不以为意，还约他考完之后一起去喝酒放松放松，声称喝点酒就什么都不担心了。小亮因此更加迷茫了。

💡 小课堂

1. 青少年饮酒的危害

饮酒可能会给青少年的神经系统发育带来负面影响，从而带来认知功能的损害，如无法集中注意力、记忆力下降等。饮酒还可能扰乱青少年的进食睡眠习惯，增加消化系统疾病、心血管病的患病风险。此外，由于乙醇能够抑制中枢神经系统功能，饮酒还可能诱发青少年的焦虑抑郁情绪和打架闹事等行为问题。

2. 青少年吸烟的危害

烟草烟雾中含有 7 000 余种化学成分，其中数百种为有害物质，至少 69 种为致癌物。长期吸烟将会使青少年正常的生长发育遭到破坏，增加成年后患慢性疾病的风险。青少年开始吸烟的年龄越小，成瘾性越强，也越有可能发展为终身吸烟，最终导致认知功能和情绪调节功能的长期缺陷。

3. 促使青少年饮酒、吸烟的风险因素

（1）同伴压力：青少年很有可能因为周围的朋友中有人吸烟饮酒，而不得不向他人学习，以便更好地融入朋友圈子。这样的情况尤其容易发生在同伴之间极为要求忠诚的群体中。

（2）让自己显得独立：青少年可能认为吸烟饮酒是一种让自己显得更"酷"或更独立的行为，从而天真地把这件事当作自己长大了的标志，而忽视了自己真正意义上的成长和发展。

（3）应对问题：青少年在生活中面临着许多压力，如学业压力、人际压力、家庭关系等。由于饮酒对于神经系统具有抑制性，吸烟时摄入的尼古丁则对烟碱型受体具有异常激活作用，因此饮酒和吸烟可以在一定程度上帮助青

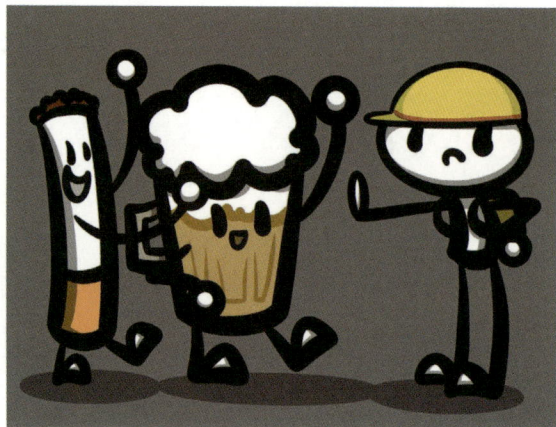

少年暂时回避压力，从而形成习惯。

（4）社会引导：影视剧、广告和小说中，饮酒和吸烟往往被标志为更有男子气概且十分令人享受的行为，这可能会让青少年对循规蹈矩的生活习惯感到不满，误以为饮酒和吸烟是一件不容错过的事。

知识扩展

如何预防青少年饮酒、吸烟

（1）家庭层面：家长是青少年行为习惯养成的主要来源。家长在日常生活中应该以身作则，拒绝吸烟、过量饮酒等不良嗜好，成为青少年的良好榜样。家长应尽早向青少年讲解不良嗜好的危害，如果发现青少年的饮酒吸烟行为，不要急于责备，而应先了解其动机，尝试帮助青少年解决问题，从根源上降低其对于饮酒吸烟的兴趣。

（2）学校层面：学校是青少年学习社会规范和建立社交关系的主要场所，对青少年的行为习惯和价值观有着重大影响。学校在管理中应该关注预防学生之间的不良嗜好传播，进行健康宣讲、建立禁烟禁酒管理制度。同时，校方应积极做好家校沟通，及时和家长交流了解孩子的行为状况。

（3）社会层面：媒体应该加强对饮酒、吸烟等内容的管控，对于相关画面严格设置年龄分级。整个社会应该坚决禁止向未成年人出售烟酒，在公共场所加强无烟文化的宣传。

家庭环境和
儿童心理健康

X 误区解读

饮酒吸烟的青少年都是学坏了

这个观点是不正确的。青少年饮酒吸烟的原因可能是多方面的，并且不见得都是受主观意愿驱使的。有的青少年可能是因为被其他同学胁迫去这样做，有的则可能是希望获得家长的关注，因此不能一概而论。家长、老师应该首先控制自己的偏见和愤怒，主动了解青少年饮酒吸烟的内在动力，再去帮助青少年纠正不良嗜好。

不容忽视的未成年人保护法

小明是位 12 岁的男孩，因为情绪低落 1 年，存在自伤自杀的行为，被妈妈送往精神专科医院。在了解病情时，小明告诉医生，父母在其 3 岁时离异，他跟随妈妈生活。妈妈情绪不稳定、脾气暴躁，情绪好的时候对待小明特别好，情绪不好的时候，常殴打小明，甚至多次导致小明受伤，对小明的情绪有巨大的影响。当医生向小明的妈妈核实此事时，小明的妈妈说："我自己的孩子，我想怎么教育就怎么教育……"小明的妈妈可能不知道，她对小明的所作所为，已经违反了未成年人保护法。

💡 **小课堂**

1. 什么是未成年人保护法

《中华人民共和国未成年人保护法》是由全国人民代表大会常务委员会根据宪法制定的、专门保护未满 18 周岁公民合法权益的法律。

未成年人保护法的立法目的是保护未成年人的身心健康，保障未成年人的合法权益，促进未成年人在品德、智力、体质等方面全面发展；培养有理想、有道德、有文化、有纪律的社会主义建设者和接班人。

2. 未成年人保护法的主要内容包括哪些方面

未成年人保护法主要包括家庭保护、学校保护、社会保护、网络保护、政府保护、司法保护、法律责任、教育与自我保护等。

3. 未成年人保护法的作用和意义

未成年人保护法的作用和意义包括：①保护未成年人的合法权益，包括但不限于生存权、发展权、受保护权、参与权等权利。这些权利不因未成年人的个人特征，如民族、种族、性别、户籍、宗教信仰、教育程度、家庭状况、身心健康状况等而受到歧视。这意味着，未成年人保护法确保了未成年人能够在一个公平、公正、无歧视的环境中成长。②促进未成年人的全面发展，国家、社会、学校和家庭都有责任对未成年人进行各种教育，包括理想教育、道德教育、科学教育、文化教育、法治教育、国家安全教育、健康教育、劳动教育等。③为未成年人提供特殊保护，未成年人是社会中的弱势群体，他们往往需要更多的关心和保护。④培养社会主义的建设者和接班人，未成年人保护法的最终目标是培养有理想、有道德、有文化、有纪律的社会主义建设者和接班人。

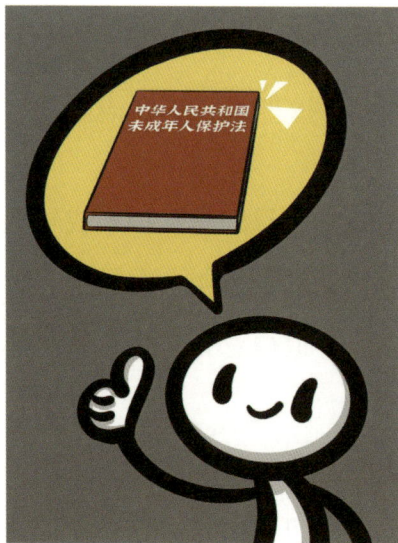

知识扩展

1. 对未成年人保护，监护人的哪些做法是不允许的

父母作为未成年人的第一监护人，也是孩子们的第一任老师，应当为未成年人营造一个健康舒适的成长环境。作为家长，以下做法是不被允许的。

（1）虐待、遗弃、非法送养未成年人或者对未成年人实施家庭暴力。

（2）放任、教唆或者利用未成年人实施违法犯罪行为。

（3）放任、唆使未成年人参与邪教、迷信活动或者接受恐怖主义、分裂主义、极端主义等侵害。

（4）放任、唆使未成年人吸烟（含电子烟，下同）、饮酒、赌博、流浪乞讨或者欺凌他人。

（5）放任或者迫使应当接受义务教育的未成年人失学、辍学。

（6）放任未成年人沉迷网络，接触危害或者可能影响其身心健康的图书、报刊、电影、广播电视节目、音像制品、电子出版物和网络信息等。

（7）放任未成年人进入营业性娱乐场所、酒吧、互联网上网服务营业场所等不适宜未成年人活动的场所。

（8）允许或者迫使未成年人从事国家规定以外的劳动。

（9）允许、迫使未成年人结婚或者为未成年人订立婚约。

（10）违法处分、侵吞未成年人的财产或者利用未成年人谋取不正当利益。

（11）其他侵犯未成年人身心健康、财产权益或者不依法履行未成年人保护义务的行为。

2. 哪些人可以作为未成年人的监护人

（1）父母是未成年人的监护人。

（2）未成年人的父母已经死亡或者没有监护能力的，祖父母、外祖父母、兄、姐，或其他愿意担任监护人的个人或者组织，但是须经未成年人住所地的居民委员会、村民委员会或者民政部门同意。

（3）对担任监护人有争议的，由未成年人住所地的居民委员会、村民委员会或者民政部门指定监护人，对指定不服的，可以向人民法院申请指定监护人；也可以直接向人民法院申请指定监护人。

（4）没有第一条、第二条规定的监护人的，监护人由民政部门担任，也可以由具备履行监护职责条件的被监护人住所地的居民委员会、村民委员会担任。

✗ 误区解读

孩子是我的，我打骂孩子是我自己的事情，别人管不着

这种观点不正确。孩子是父母的，也是国家和社会的，我国的《中华人民共和国未成年人保护法》规定，不允许对未成年人实施家庭暴力，因此打骂孩子、实施家庭暴力是不被允许的。

答案：1. A；2. C；3. √

健康知识小擂台

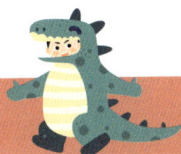

单选题：

1. 孩子出现胆小羞怯，家长不应该（　　）

   A. 强迫孩子社交　　　　　B. 营造安全感

   C. 鼓励社交互动　　　　　D. 树立榜样

2. 下列哪项不是孩子胆小羞怯的表现（　　）

   A. 回避陌生人　　　　　　B. 害怕新环境

   C. 神经疾病　　　　　　　D. 社交退缩

判断题

3. 胆小和羞怯是孩子处理陌生环境或社交压力的一种方式。（　　）

困扰儿童青少年
及其家庭的常见
心理问题自测题

（答案见上页）

全面了解
儿童青少年
精神疾病

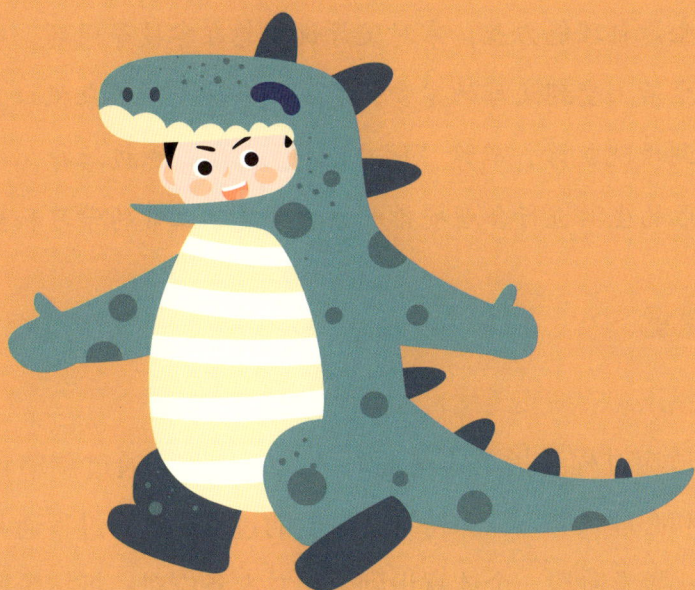

儿童青少年时期，不仅是身体快速成长的阶段，也是心理健康塑造的关键时期。面对生活中的各种挑战，适应障碍、应激障碍等心理问题，焦虑、抑郁、惊恐发作等情绪问题，以及破坏性心境失调障碍、恶劣心境等，都可能悄然侵袭孩子们的心灵。此外，神经性厌食、强迫症、双相情感障碍以及早发性精神分裂症等严重精神疾病，也不容忽视。家长和教育者需要全面了解这些精神疾病，以便及时发现并提供适当的帮助。让我们携手努力，为孩子们打造一个更加健康、光明的未来。

正常的适应过程与适应障碍

13岁的女孩小丽升入初一住校2个月后逐渐出现不愿与人交往、烦躁、情绪低落，上课不敢回答问题，容易紧张手抖，生活自理能力差，常对父母说不想在学校等问题。小丽自幼在生活上受到父母的宠爱，基本衣来伸手、饭来张口。父母带其到医院就诊，确诊"适应障碍"，经过积极治疗，小丽能对自己的生活进行合理安排并逐步恢复了正常的学习和生活。

小课堂

1. 什么是正常的适应过程

正常适应过程是指个体在面对环境变化时，通过调整自身行为、生理和心理状态，以保持身心平衡的过程。这个过程通常包括四个阶段：警觉阶段，个体意识到变化并准备应对；抵抗阶段，个体积极调整以适应变化；适应阶段，个体逐渐适应新环境；恢复阶段，个体在适应后恢复正常状态。正常适应过程有助于个体在面对生活挑战时保持身心健康，提高生活质量。

2. 什么是适应障碍

适应障碍是指在面对明显的生活改变或环境变化时所产生的短期和轻度的烦恼状态和情绪失调，常有一定程度的行为变化，通常不出现精神病性症状。在应激源出现后的 3 个月内开始发病，在应激源或其后果终止后持续不超过 6 个月。适应障碍的严重程度与应激源的性质、持续时间的长短、可逆性、处境和个体性格特征等方面的情况相关。典型的应激源包括：居丧、与父母分离、迁居、转学、升学、留级、患重病、家庭经济危机等生活事件或其他重大生活改变。

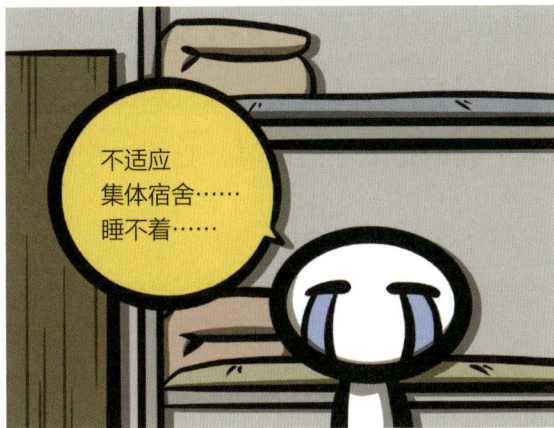

3. 适应障碍有哪些表现

适应障碍患者的临床症状变化较大，以情绪和行为异常为主。常见焦虑不安、烦躁、抑郁心境、胆小害怕、注意力难以集中和易激惹等，还可伴有心慌和震颤等躯体症状。同时，可出现适应不良的行为而影响到日常生活。临床表现与年龄之间存在联系，成年人多见抑郁或焦虑症状；青少年以品行障碍常见，表现为逃学、斗殴、盗窃、说谎、物质滥用、离家出走等；在儿童可表现出退化现象，如尿床、幼稚言语或吮拇指等。

知识扩展

发生适应障碍怎么办

　　适应障碍的治疗主要是运用心理治疗的措施，同时减少应激源或与应激源脱离。若应激源无法减少或消除，则帮助患者增强应对应激的能力，建立支持系统以达到最佳适应状态，常见的方法有心理咨询、心理治疗（包括个体治疗与家庭治疗）、危机干预等。对于情绪异常较明显的患者，或经过心理治疗或支持性治疗3个月仍没有缓解的患者，可根据具体病情选用抗焦虑或抗抑郁药，以低剂量、短疗程为宜。在药物治疗的同时，心理治疗应持续进行。

X 误区解读

适应障碍可以自愈

　　这种观点不正确。适应障碍有可能自愈，但这并不意味着个体应该等待自愈而不采取任何行动。适应障碍可能会引起显著的心理痛苦和社会功能的损害，因此寻求专业的心理健康支持是非常重要的。心理治疗，如认知行为疗法可以帮助个体学习应对策略、改变不良认知，从而改善情绪状态，并促进适应障碍的恢复。对于情绪异常较明显的患者，可根据具体病情选用抗焦虑或抗抑郁药，以低剂量、短疗程为宜。在药物治疗的同时，心理治疗应持续进行。

积极应对儿童青少年创伤后应激障碍

小云，女，13岁，初中一年级学生。2个月前，与隔壁班几个女同学发生口角，放学后遭到对方围堵，并遭受肢体攻击及言语侮辱。事情发生后小云一直恐惧、紧张，不敢去学校，晚上经常做噩梦。2个月过去了，尽管那些同学已经受到处分，也给她道歉了，但小云还是紧张、担心，害怕那些人会找到家里报复自己，不敢走夜路，眼前反复回想当时的场景，想到时就感到非常难过、恐惧，经常掩面哭泣。虽然做了几次心理治疗，也予以药物对症处理，但她目前还是不敢去学校，请假在家。

小课堂

1. 什么是创伤后应激障碍

创伤后应激障碍是指对创伤等严重应激因素的一种异常的心理生理反应；往往是个体经历异乎寻常的威胁性或灾难性应激事件或情境后引起的延迟出现或长期持续存在的一组精神障碍。简而言之，创伤后应激障碍是一种个体在遭受到创伤性事件之后出现的心理失平衡状态；病程1个月以上，大多数在6个月之内。该疾病的早期研究主要聚焦于退伍军人、战俘及集中营的幸存者等，后来逐渐扩展到各种人为和自然灾害中的受害者。特别是儿童青少年在遭受欺凌、天灾人祸等创伤性事件后，若应对能力不足，可能导致心理失衡，出现严重的应激性反应。若这些症状在1个月后仍未缓解，且创伤后应激症状明显，则可能达到创伤后应激障碍的诊断标准。

2. 儿童青少年创伤后应激障碍有哪些表现

创伤后应激障碍主要临床表现为创伤性再体验、警觉性增高、回避与麻木三联征。

（1）创伤性再体验症状：通常在意识清晰的状况下，创伤性体验重复出现，是最常见、最具特征性的症状；常表现为闯入性的痛苦回忆、脑海反复重现创伤性情景、频繁而痛苦的梦及相关事件，甚至会出现噩梦；个体经常会触景生情，再次出现精神痛苦和应激反应。有些人还会出现闪回症状，例如创伤性场景短暂地再现，创伤性体验重新浮现，可伴随幻觉、错觉及意识分离性障碍，多见于儿童。

（2）警觉性增高症状：许多个体在经历创伤性事件后，往往难以入睡，或睡得不深；情绪方面表现为情绪不稳、易激惹、烦躁或发怒；个体难以集中注意力或出现过分的惊吓反应。

（3）回避与麻木症状：个体会对与创伤相关的刺激进行持久的回避，即对一般事物的反应显得麻木；努力回避会促使其回忆起此创伤的活动、地点或人物。

儿童与成人创伤后应激障碍的临床表现不完全相同，且年龄愈大，创伤体验的重现和易激惹症状愈明显。部分儿童对"麻木"的概念存在理解困难，因此临床医师在评估其回避反应／麻木感的症状时需要进行额外的补充说明。另外，儿童大脑发育尚不成熟，语言表达受限、词汇不够丰富，难以清晰叙述噩梦的内容；时常从噩梦中惊醒、在梦中尖叫；常会出现头痛、胃肠不适等躯体症状。

知识扩展

儿童青少年创伤后应激障碍怎么治疗

创伤后应激障碍的成因中，心理因素占据主导地位，因此在治疗中心理干预非常重要。其中，聚集于创伤的认知行为治疗是一线治疗方法。眼动脱敏与再加工在治疗青少年遭受家庭暴力、校园欺凌等人为因素后出现的创伤后应激障碍或创伤后反应时，展现出独特的疗效。

创伤后应激障碍的药物治疗能缓解某些症状，减少患者的痛苦体验，通常作为心理治疗的辅助措施，以增加患者对心理治疗的依从性。目前，主要使用的药物包括选择性 5- 羟色胺再摄取抑制剂（SSRIs）类抗抑郁药物，这类药物能够缓解抑郁、焦虑症状，改善睡眠质量，减少回避症状。对于存在痛苦症状及行为异常，如过度唤起或精神病性症状的创伤后应激障碍患者，考虑在心理治疗的基础上联用抗精神病药。此外，物理治疗，如经颅磁刺激、生物反馈治疗（脑电、肌电、皮肤电等）等可对部分症状有改善作用。

特别黏人，容易忽视的分离焦虑障碍

8岁的小林，是小学二年级男生。近半年变得非常黏妈妈，因为小林很担心妈妈和自己分开后会被坏人抓去或遇到车祸，而不愿去学校。勉强送他入学后，小林明显表现出双手发抖、手心出汗、精神极度紧张、坐立不安等，并反复要求老师给妈妈打电话。一次，妈妈出差，把小林送到爷爷家，他哭泣不止坚持要打电话给妈妈，要求妈妈快回来，并要求爷爷马上带他去外地找妈妈。

小课堂

1. 什么是儿童分离焦虑障碍

儿童与父母或主要依恋对象分离后表现出焦虑症状是正常反应，婴儿与主要依恋对象分离后的痛苦是保存最牢固的进化行为之一，但是当这种痛苦超出了常规范围后，就表现为异常状态，即儿童分离焦虑障碍。分离焦虑障碍主要表现为儿童青少年在与父母、监护人或熟悉场合（如家里）分离时，表现出不恰当的、过度的、影响功能的焦虑。

2. 分离焦虑障碍有哪些表现

儿童与依恋对象（通常是父母或其他家庭成员）离别时而产生的过度焦虑，表现为：①对所依恋对象及自己发生不良事件（如遇到伤害、被绑架等）持有不现实的、持久的忧虑与担心；②不愿意与依恋对象分离，因为不愿意分离而不愿意上学、不愿意独处；③经常做与分离有关的噩梦，与依恋对象分离时表现为躯体不适及过分焦虑等。这种焦虑障碍发生于童年早期（起病于6岁前），病程至少4周。

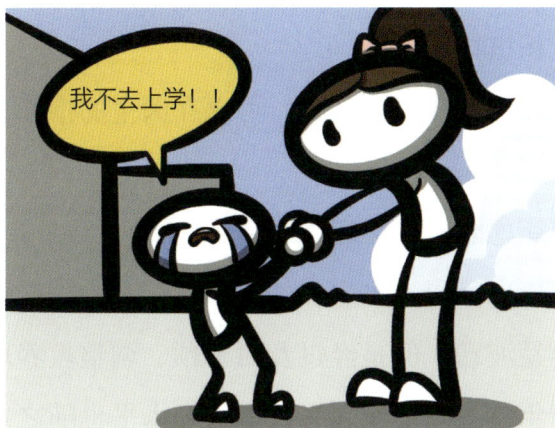

知识扩展

1. 得了分离焦虑障碍该怎么办

在治疗之前应对患儿的病情做全面的评估，充分了解病史、临床表现、家族史、心理发育、既往的治疗、家庭结构等重要信息，制订生物-心理-社会模式相结合的综合干预治疗方案。

认知行为治疗对于分离焦虑障碍具有显著疗效，可使用个体或团体治疗的形式。具体内容通常包括：心理教育、认知重建、提高解决问题的技能、放松训练、建立榜样、应急管理、暴露和反应预防等。

另外，家庭治疗在分离焦虑障碍的治疗中必不可少，具体内容包括：①了解患儿家庭结构特征和异常功能特点，分析可能引起分离焦虑的家庭动力学原因，针对患儿与家长间不恰当的关注和投入给予纠正，鼓励父母强化患儿的自主行为；②建立亲子之间的契约，为过度依赖的行为设定界限；③要不断改善患儿及父母的情绪状态，特别是家长也存在的焦虑症状，若患儿与父母同时存在症状，双方都应积极接受治疗。

当心理治疗方法效果不佳时，可以在医生的指导下采用药物对症治疗。

2. 儿童分离焦虑障碍的预后

儿童分离焦虑障碍多发生在幼儿园时期和小学低年级，病程可迁延，病情容易波动，但是经过及时干预、调整教养环境后可以逐渐减轻。随着年龄逐渐增长，患儿的认知水平也随之发展，对恢复有利。在遇到生活常规被打乱时（如转学）可再次出现症状。大多数预后良好。约有1/3儿童期的分离焦虑障碍持续至成年。

X 误区解读

1. 分离焦虑障碍只是孩子不想上学或参加活动的借口

实际上，分离焦虑障碍是一种真实存在的情绪障碍，而非孩子逃避上学或活动的借口。这种障碍会导致孩子在分离时产生过度的焦虑和恐惧，影响其日常生活和社交能力。因此，我们需要认真对待孩子的分离焦虑障碍，给予他们必要的支持和帮助。

2. 有分离焦虑障碍的孩子都是性格内向、胆小的

分离焦虑障碍的发生与个体的性格特征并非完全相关。虽然一

些内向、胆小的孩子可能更容易出现分离焦虑障碍的症状，但并非所有患有此障碍的孩子都具备这些性格特征。实际上，分离焦虑障碍的发生与多种因素相关，包括家庭环境、教育方式、生活经历等。因此，我们不能简单地将分离焦虑障碍归咎于孩子的性格问题。

在家讲话自如，在外不开口是怎么回事

6岁的小白，是一名小学一年级的男孩。4岁时，父母带小白外出时见到陌生人，他很少开口说话，因为在家交流没问题，家长以为是认生害羞，没太在意。上小学一年级后2个多月，老师反映小白在班上不说话，叫起来回答问题也总是低着头，不开口，不跟着朗读课文。但是在家里小白能正常交流。家人带孩子到医院就诊，确诊为"选择性缄默症"，经过积极的治疗，小白出门不开口说话的问题明显得到改善。

小课堂

1. 什么是选择性缄默症

选择性缄默症主要表现为已获得了语言的正常发展，有正常语言理解及表达能力的儿童，在某一需要进行语言交流的特定环境中无法说话，但在其他场合中其语言理解及表达能力均未受损。最常见的缄默场所是学校或面对陌生成人时，在家中通常不存在问题。缄默时，儿童表现为完全沉默或不完全沉默，比如：可以用很小的声音或故意压低的声音讲话。有些患儿在缄默时表现得十分羞怯及焦虑，在拒绝讲话的时候，有时可以使用手势、点头、摇头等躯体语言代替语言进行交流。一般来说，选择性缄默症并不常见，平均发病年龄在 2.7 ~ 4.1 岁。大多数患儿由于在家中与父母交谈时不存在问题，往往直到入学后，才引起老师及家长的注意。

2. 选择性缄默症产生的原因有哪些

患儿常常伴有胆小、害羞、退缩、社交焦虑。因此，很多人把选择性缄默症看作是一种特殊的社交恐惧现象，但选择性缄默症不仅与社交恐惧相关，还与发育的迟缓密切相关。选择性缄默症可能源于多种因素，比如遗传、气质、环境等，以上因素也可能相互作用。某些孩子在刚出生时就具有羞怯的气质，天生就倾向于对新环境产生恐惧和戒备。选择性缄默症可能会被不良的家庭环境诱发，如父母过分的权威控制、过度保护或严格要求，家庭冲突在选择性缄默症儿童家庭中也十分常见。环境的转变，包括转学、入学、搬迁等与选择性缄默症的发生关系密切。

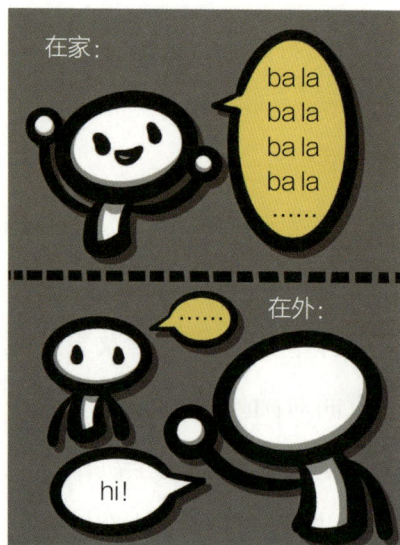

知识扩展

1. 选择性缄默症和社交焦虑障碍有什么区别

选择性缄默症的儿童可能在较小的年龄就存在社交场合沉默不语的症状，大部分病例起病于 5 岁前，但可能上学后才变得明显，在特定的情境下，如在学校、聚会时不能讲话。而社交焦虑障碍则是儿童的恐惧和焦虑导致其回避多种社交情境。两种疾病经常存在共病。

2. 选择性缄默症该怎么治疗

一般来说，选择性缄默症首先考虑采用心理治疗，其次才考虑使用药物治疗。治疗的目的是帮助孩子在以往不能说话的地方说话。目前，比较有效的心理治疗方法主要是支持性心理治疗、认知行为治疗、游戏治疗，症状与家庭关系或家庭功能存在不良相关的可以做家庭治疗。对社会 - 心理干预反应不佳的儿童可考虑选择药物治疗。药物治疗也要和心理治疗联合进行。并且治疗过程中父母参与非常重要。医生或心理治疗师需要对父母进行该病的心理健康教育，讲授如何帮助孩子减少在焦虑场合下的不良行为，并且在学校请老师帮助和协调，以减少孩子在学校的压力。

误区解读

选择性缄默症和孤独症是一回事儿

这种观点不正确。孤独症通常起病于婴幼儿时期，存在言语发育迟缓和言语交流障碍、社会交往障碍、狭窄的兴趣或者刻板行为，在各种场合表现差别不大。而选择性缄默症儿童言语发育通常是正常的，能够和家人正常交流，理解表达能力正常，仅在特殊场合或与陌生人交流时存在缄默症状。因此两种疾病表现是不同的。当然，有的孩子既有孤独症又患了选择性缄默症，也是可能的。

正确看待儿童"容貌焦虑"和"社交焦虑"

12 岁的莉莉，是一名小学六年级的女孩。她从小就有些害羞，尤其对自己的长相不太自信。最近，她开始变得不愿意上学，怕同学嘲笑她的外貌。家长发现莉莉在照镜子时会哭泣，甚至拒绝和家人交流。经咨询精神科医生，莉莉被诊断为"躯体变形障碍"和"社交焦虑障碍"。在医生的帮助下，通过心理疏导和家长的积极配合，莉莉的情况逐渐好转，开始重新融入学校生活。

💡 小课堂 • • • • • • • • • • • • • • • • •

1. 什么是躯体变形障碍和社交焦虑障碍

容貌焦虑是网络流行词，个体对自己的外貌感到不满意、不自信，并因此产生焦虑和不安情绪。当个体反复纠结容貌而无法自拔，致使社会功能严重受损时，则构成躯体变形障碍。躯体变形障碍是指身体外表并不存在缺陷或仅仅是轻微缺陷，而患者想象自己有缺陷，或是将轻微的缺陷夸大，并由此产生痛苦的心理病症。患者对感知到的身体缺陷的关注可能平均每天消耗 3 ~ 8 小时，并与显著的焦虑和痛苦相关。这些关注可以集中在身体区域的任何组合上，面部特征是最常见的焦点。

社交焦虑是一种与人交往的时候，觉得不舒服、不自然，紧张甚至恐惧的情绪体验。社交焦虑障碍是一种更严重的心理障碍，指个体在社交场合中感到极度恐惧和不安，害怕被他人评价或嘲笑，它不仅限于对外貌的担忧，还包括对自己在社交中的表现、说话的方式、行为举止等方面的担忧。这种恐惧常是持续的，无法通过自我调节来缓解，会严重影响日常学习生活或社会功能。

2. 躯体变形障碍和社交焦虑障碍有哪些表现

（1）躯体变形障碍：对身体部位（脸部、皮肤或头发等）产生强迫性关注，频繁照镜子并感到不满，过度使用美容产品或进行不必要的整容手术，有避免照相或公开露面等社交退缩行为，常伴有焦虑抑郁、运动过度或节食。

（2）社交焦虑障碍：在公众场合感到极度紧张，害怕被他人注视或评价，避免参加社交活动；在社交场合可能出现心跳加快、出汗、颤抖、胃部不适等身体症状，严重时可能引发呕吐或尿频，因焦虑导致睡眠不好；出现逃避行为，如拒绝课堂发言、不愿意上学、不愿意参加集体活动等。

知识扩展

1. 如何预防和应对孩子的"容貌焦虑"和"社交焦虑"

预防和应对孩子的"容貌焦虑"和"社交焦虑"，需要家长、学校和社会的共同努力。家长应注重孩子的心理健康教育，帮助孩子建立正确的自我认知和价值观，不要过分关注外貌。学校应开展相关的心理健康教育课程，帮助学生正确认识自己和他人，培养健康的社交能力。如果孩子的焦虑非常严重，影响到日常生活和心理健康，家长应考虑寻求专业的心理咨询帮助。

2. 产生"容貌焦虑"与"社交焦虑"怎么办

首先，家长要给予孩子足够的关爱和支持，帮助孩子建立自信。其次，可以带孩子寻求专业心理咨询，通过心理疏导和行为治疗，帮助孩子逐步克服焦虑。此外，学校和老师也应积极配合，营造一个宽松、友好的学习环境，减少孩子的社交压力。

在经过专业机构诊断躯体变形障碍或社交焦虑障碍后，需要进行早期干预并尽量长程治疗，目前治疗方法包括：药物治疗，如抗抑郁药物可以有效缓解中重度症状；心理治疗，包括认知行为疗法和接纳承诺疗法；学校和社会的支持。综合运用这些方法可有效管理和改善这两种疾病。

✗ 误区解读

1. "容貌焦虑"和"社交焦虑"是由于孩子"太矫情"或"太爱美"

这种观点不正确。家长应正确认识"容貌焦虑"与"社交焦虑"的性质和特征。当孩子不切实际地过分焦虑于容貌或社交情境，时间长且明显影响其社会功能时，则是一种心理障碍，家长需要重视，并及时干预。家长和老师不应对孩子的表现置之不理或进行责骂，而应给予理解和支持，帮助孩子走出焦虑的阴影。

2. "容貌焦虑"和"社交焦虑"是正常的成长烦恼

视情况而定。在儿童和青少年的成长过程中，难免会经历一些自我认知和社交方面的困惑，症状轻微且自行缓解，或经过及时疏导后恢复正常，且不影响个人社会功能时，则视为正常或成长中的烦恼。但持续的、过度的、影响生活和学习的"容貌焦虑"和"社交焦虑"，则可能是心理障碍，应及时干预。

3. "容貌焦虑"和"社交焦虑"可以自愈

不一定。轻度的容貌焦虑和社交焦虑有可能随着时间和环境的改变而减轻，但严重的焦虑障碍需要专业人员的帮助。如果不加以干预，可能会对孩子的心理健康和社会适应能力产生长期的负面影响。

如何区分儿童的胆小和特定恐惧症

苏菲是一名5岁的女孩。3～4岁时，家人曾用"蜘蛛"来吓唬苏菲，常说"再不睡觉，蜘蛛会爬上床！"之类的话。之后苏菲逐渐变得看到形似蜘蛛的昆虫，就会浑身颤抖，大声喊叫："有蜘蛛！有蜘蛛！"并迅速躲到大人身后。虽反复安抚解释，她仍不愿意靠近。1个月前，幼儿园老师带领同学参观昆虫博物馆，苏菲看到了真的蜘蛛标本后，变得比以前容易烦躁，非常警觉，四处找周围有没有蜘蛛，晚上入睡较之前困难，经常在半夜哭醒。家人对此非常担忧，带其到医院就诊。

1. 什么是特定恐惧症

孩子会经常感到恐惧，比较常见的有"怕黑""怕鬼""怕怪兽"等。对于儿童来说，世界上未知的东西太多了，他们不知如何去应对。适度的恐惧对保护个体安全是有益处的，但是恐惧超过限度，达到恐惧症的程度，就会对孩子的健康成长产生负面的影响。儿童特定恐惧症多见于个性比较谨慎胆怯的儿童，他们会对特定物体或特定情境表现出强烈的、不合理的害怕或厌恶，能回避就回避，实在回避不了，就带着强烈的恐惧或焦虑痛苦地忍受，非常影响儿童的日常生活。恐惧的对象常相对固定，如害怕某种小动物，害怕坐飞机，害怕某些幽闭场所，而且这种恐惧超出了应有的强度。严重时可能出现"灾难性反应"，表现为极度恐慌伴自主神经功能紊乱，出现心跳加速、面色煞白、多汗、小便不能自主控制等。

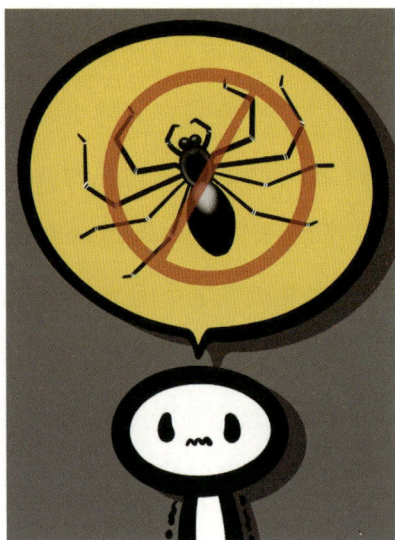

2. 儿童胆小与儿童的特定恐惧症如何区分

胆小主要形容人的心理状态，也是性格气质的一种表现，指面对某些特定的对象或者场景时畏畏缩缩的状态。儿童胆小的心理状态是比较常见的，比如有些儿童很怕黑，怕某些特定的昆虫、动物等，但通常的儿童胆小状态较容易通过安抚、解释、陪伴等心理支持手段来缓解，胆小带来的恐惧感很快就会烟消云散，且对现实生活影响不大；从恐惧的程度和内容来讲，其表现出的胆小跟现实的刺激相比，能讲得通，相对合情合理。而患有特定恐惧症的儿童，暴露于一个或多个特定的物体或情境下时，会持续出现明显和过度的恐惧或焦虑，这种情绪发生的程度与实际危险并不成正比；特定恐惧症患儿会对恐惧的对象或情境采取主动回避方式，或带着强烈的恐惧或焦虑情绪去忍受，非常影响日常生活。

知识扩展

1. 儿童特定恐惧症需要重视神经发育评估

儿童的神经系统并未发育完善，每个孩子的语言表达能力不同，所陈述的恐惧对象也不一样，有的恐惧对象比较具体，有的恐惧对象比较抽象。神经发育评估可以全面考量孩子的语言理解、表达、模仿、思维水平和行为特点。对于神经发育水平正常的儿童来说，儿童恐惧的对象、恐惧的程度大多在合情合理的范围内，有一部分孤独症谱系障碍儿童，尤其会表现出明显的和过度的恐惧或焦虑，恐惧的内容往往距离现实较远，存在一定想象、幻想的内容。在神经发育较特殊的人群中，特定恐惧症的判断需要更综合的考量。

2. 儿童特定恐惧症的干预

主要包括药物治疗、心理治疗以及家庭和社会环境的支持等多个方面。心理治疗是主要干预手段，包括系统脱敏疗法、暴露疗法、认知行为疗法、生物反馈疗法等；基于暴露的认知行为治疗被认为是该症的一线治疗方法。近年来，采用虚拟现实暴露疗法治疗该症取得不错的临床疗效。药物不作为一线治疗方法，当个体恐惧情绪非常明显时，一些药物如苯二氮䓬类、β受体阻滞剂等临时或短期服用，可缓解部分症状。家庭和社会环境的支持也至关重要，营造良好的生活环境，加强心理疏导，避免过度保护和溺爱，建立科学的育儿方式，家校合作等，可共同为儿童保驾护航。

儿童青少年也会惊恐发作吗

小明是一名14岁男孩，在体育课上突然出现心跳加速、呼吸困难，并伴有强烈恐惧感，担心自己会发生不好的事情。这种情况持续几分钟后缓解，但给他留下了深刻的心理阴影。此后，小明开始极力避免可能引发发作的活动，如不敢上体育课，他的生活和学习受到了明显影响。家长带他就医，医生诊断为"惊恐发作"。在心理医生的指导下，小明通过认知行为疗法学会了多种放松技巧和应对策略，逐步减轻了对发作的担忧，显著改善了状况，恢复了正常生活。

小课堂

1. 儿童青少年也会惊恐发作吗

惊恐发作是一种突如其来的、强烈的恐惧或焦虑的情绪爆发，通常伴随着一系列身体症状。这些症状包括但不限于心跳加速、呼吸困难、出汗、颤抖、感觉窒息、胸痛、恶心，以及对失控感的恐惧。发作通常在几分钟内达到高峰，并可能使个体感到他们即将死亡或完全失控。虽然惊恐发作在儿童青少年中比较少见，但儿童青少年期是许多精神健康问题开始显现的关键时期。在这个年龄段，由于生理和心理的快速变化，如身体发育和社会压力的增加，可能触发惊恐发作。

2. 为什么儿童青少年会惊恐发作

儿童和青少年可能因多种因素而经历惊恐发作。首先，遗传倾向在这一群体中扮演着重要角色，如果家族中有惊恐发作的历史，儿童更有可能遭受此类发作。青少年期是自我意识急剧增强的时期，青少年可能对他们在同伴中的形象和社会地位特别敏感。这种增强的自我意识可以导致社交焦虑，增加在公共场合经历惊恐发作的可能性。这些复杂因素的相互作用使得儿童和青少年在面对这些挑战时，可能会以惊恐发作的形式表现出来。

知识扩展

识别儿童惊恐发作特有的表现

儿童的惊恐发作可能不易被即时识别，因为他们可能无法准确表达自己的感受。儿童可能表现出躁动不安、哭泣、抓挠自己，或是出现行为回退等非典型症状。家长和监护人需要对这些可能的迹象保持警觉。儿童在经历惊恐发作后，需要感到安全和被理解。家长和监护人应保持平静，给予物理上的安慰，如拥抱或手的抚摸，以及口头上的保证，告诉他们是安全的，有大人在场保护他们。向儿童解释他们所经历的惊恐发作时，使用简单、易懂的语言非常重要。可以告诉他们这是身体的一种过度反应，有时候人的身体会感到非常害怕，即使周围没有真正的危险。如果儿童频繁经历惊恐发作，寻求儿童心理健康专家的帮助是非常必要的。专业人员可以提供适合儿童的心理治疗，如儿童友好的认知行为治疗，以及必要时的药物治疗。

X 误区解读

惊恐发作是个性软弱的表现

许多人错误地将惊恐发作视为个性上的弱点或缺陷。实际上，惊恐发作是一种精神障碍，与个性强弱无关。这种状况通常与大脑化学物质的不平衡、遗传因素以及环境压力有关。还有一些人认为，惊恐发作可以仅凭意志力或"放松"来控制，但这是不准确的。惊恐发作往往需要通过专业的方法，如认知行为疗法、药物或其他支持性疗法进行治疗。

儿童也会得抑郁障碍吗

萱萱是一名 12 岁的女孩，自去年 9 月升入初一后，父母发现她逐渐失去了笑容，变得沉默寡言，经常把自己关在屋子里，不愿活动，不再和家人分享趣事，没精神，觉得自己变笨了，上课理解不了老师讲课的内容，注意力难以集中，总记不住要背诵的课文，常因一点小事发脾气，偷偷哭，觉得自己没用，甚至有过轻生的念头，失眠，吃饭少。父母警觉后带她就医，诊断为抑郁障碍。经过积极治疗，萱萱逐渐恢复了往日的活力。

💡 **小课堂**

1. 什么是儿童抑郁障碍

儿童抑郁障碍，又称儿童抑郁症，是起病于儿童青少年期的一类以情绪或心境低落为主要表现的疾病总称，伴有不同程度的认知和行为改变，可伴有幻觉妄想等精神病性症状，部分患者存在自伤、自杀观念

儿童抑郁障碍

及行为，发作时间持续至少 2 周。其发病机制不明确，与遗传、心理社会因素等密切相关。2012 年进行的国家科技支撑计划"中国儿童青少年精神障碍流行病学调查"的研究结果显示：我国儿童青少年重性抑郁障碍的患病率约为 2%，其发病率有升高趋势。抑郁障碍是儿童青少年常见的心理健康问题之一，是自杀及非自杀性自

伤的重要风险因素，对儿童青少年的认知、社交、学习等多方面发展产生不良影响。

2. 儿童抑郁障碍的发生原因有哪些

（1）生物学因素：一些研究表明，抑郁障碍可能与遗传有关。如果家庭中有人患有抑郁障碍，孩子患病的风险可能会增加。此外，大脑中的神经递质的失衡，如血清素和多巴胺等，也可能是抑郁障碍的发生原因之一。

（2）心理社会因素：儿童青少年处于生命的关键阶段，面临着学业、社交关系等多方面的挑战。家庭环境、学校压力、同龄关系等心理社会因素可能对抑郁障碍的发展产生重要影响。家庭不和谐、父母离异、亲子关系紧张等问题都可能成为导致抑郁障碍的因素。同时，学业压力、同伴关系问题以及社交孤立也可能对儿童青少年的心理健康产生负面影响。

（3）生活事件因素：生活事件的不可预测性和多变性也可能成为导致儿童青少年抑郁障碍的原因。失去亲人、亲友或经历其他严重创伤事件都可能触发抑郁障碍的发作。儿童青少年通常更加敏感，对于生活事件的适应能力相对较弱，因此更容易在面对压力时出现抑郁障碍的症状。

（4）生活方式因素：儿童青少年的生活方式也可能对抑郁障碍的发展产生影响。不规律的作息时间、缺乏运动、不健康的饮食等因素可能导致生理和心理方面的问题，进而增加抑郁障碍的风险。

（5）技术和社交媒体因素：随着技术的不断发展，儿童青少年越来越多地接触电子设备和社交媒体。虚拟世界的压力，过度使用电子设备可能导致儿童青少年抑郁障碍的风险增加。

（6）性别和发育阶段因素：研究表明，女性在青春期和成年早期更容易患上抑郁障碍。荷尔蒙变化、身体发育等因素可能使女性更加容易受到心理健康问题的困扰。因此，在这个特殊的发育阶段，性别差异和发育阶段的影响也应得到足够的重视。

3. 儿童青少年抑郁障碍的分型有哪些

（1）婴儿期抑郁：主要是由于婴儿与父母分离所致，表现为不停地哭啼，易激动，四处找父母，退缩，对环境没有兴趣，睡眠减少，食欲下降，体重减轻。当与父母重新团聚后，这种症状可以消失。

（2）学龄前儿童抑郁：主要表现为不快乐、哭泣、兴趣下降、不与小朋友玩耍、退缩、活动减少、食欲下降、体重增加缓慢、睡眠障碍等。

（3）学龄期儿童抑郁：主要表现有容易哭泣、易激惹、无望或绝望、兴趣下降、有自杀观念、睡眠障碍、躯体症状、与同伴关系差或回避与同伴交往、成绩差、逃学等。还可出现与情绪相适应的听幻觉、妄想。

（4）青春期抑郁：除抑郁情绪外，常出现行为障碍如攻击行为、逃学，躯体症状如胃痛，自杀行为明显增多。可出现与情绪相适应的幻觉、妄想。

知识扩展

如何判断孩子是否得了抑郁障碍

家长应注意观察孩子日常生活习惯、行为、情绪等方面的变化，可以从横向和纵向两个方面进行比较。一是纵向比较，也就是孩子自身的比较，如和孩子之前一段时间（1个月或2个月）进行比较，孩子是否有变化，如变得不爱笑、不爱理人、不愿活动、更容易发脾气、失眠、不爱进食，或总询问死亡相关的事情等；二是横向比较，孩子和同龄人是否有不一样的地方，如不合群、活力不够，并可询问老师孩子在学校的表现等。

X 误区解读

1. 儿童青少年患抑郁障碍是因为性格软弱

抑郁障碍并不是矫情、娇气、性格软弱，而是一种涉及生理、社会、心理三个方面的疾病。其中，生理因素是指抑郁障碍患者体内神经递质的含量往往失衡，导致难以维持正常情绪，这也是抑郁障碍治疗的药理学基础。因此，药物治疗对于科学治疗抑郁障碍是极其重要的。

2. 谈论抑郁障碍会让孩子病情更严重

这种观点不正确。谈论抑郁障碍并不会加重孩子的病情。实际上，与孩子坦诚地谈论抑郁障碍，提供支持和理解，有助于他们更好地应对情绪困扰。通过沟通，孩子能感受到被理解和关心，减轻心理负担。因此，应鼓励家长和老师与孩子交流，了解他们的感受，并提供必要的帮助和支持。

孩子总是发脾气，警惕破坏性心境失调障碍

　　11 岁的小美，是一名五年级的女孩，近 2 年频繁对周围人发脾气，表现为对家人大喊大叫、摔东西，在学校也对老师发脾气，经常哭着冲出教室。周围人评价她"一点就着"，发脾气的情况大约每周 3 ~ 5 次，平时不发脾气也经常觉得烦。近 1 个月情况加重，发脾气次数增加，几乎每天都会发 2 次脾气。睡眠、饮食无异常，无重大身体疾病病史。家人带其到医院就诊，被诊断为"破坏性心境失调障碍"，接受药物治疗联合心理治疗数月后，发脾气次数减少，情绪有所改善。

小课堂

1. 什么是破坏性心境失调障碍

　　破坏性心境失调障碍是一种主要影响儿童和青少年的情绪障碍，其特点是频繁且严重的愤怒爆发和持续的易怒情绪，持续 1 年以上。发脾气的强度和持续时间显著超出同龄儿童或青少年的正常反应。发脾气可能表现为大喊大叫、摔东西，甚至对周围的人进行言语或身体上的攻击。除了频繁地发脾气，

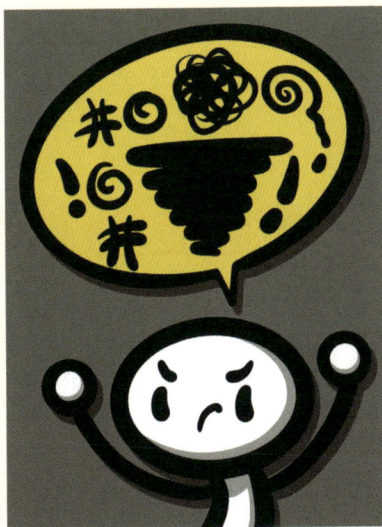

患儿每天的大部分时间都表现出明显的烦躁，自我评价低，容易生气。这些症状在两个或多个不同的环境中出现，如家庭、学校或同伴相处时。

2. 破坏性心境失调障碍有哪些表现

（1）脾气爆发：常常在受挫折后暴怒，表现如下。

言语方面：骂人，恶语伤人，毫不在意对方感受；行为失控：摔东西（门、手机、书本等），推搡人，打人。患儿特别爱生气，遇到小事就发火，父母说什么都能让他们生气，导致父母无所适从，不敢管教患儿。

（2）不愉快的心境：在不发脾气的时候，这些孩子也是不快乐的，经常觉得烦躁，自我评价低，感觉周围人都对自己不好，觉得做什么都不顺心。病程为持续性。

（3）在多个环境中出现：这些症状在两个或多个不同的环境中出现，如家庭、学校或与同龄人相处时。

（4）社会功能严重受损：频繁的愤怒爆发和持续的易怒情绪会严重影响孩子的日常生活，可能出现学习困难、行为问题，以及社交困难、亲子关系冲突。

知识扩展

1. 得了破坏性心境失调障碍怎么办

如果您的孩子被诊断出患有破坏性心境失调障碍，首先需要寻求专业的心理健康支持。破坏性心境失调障碍的治疗方式通常为药物治疗结合心理治疗。药物治疗可能包括抗抑郁药等，具体选择取决于患者的症状特征。在心理治疗方面，通常使用认知行为疗法和家庭治疗，来帮助患者及其家庭成员学习有效的情绪管理和沟通技巧。除了专业治疗，家庭支持和学校配合也至关重要。家长应尽量理解和支持孩子，帮助他们保持规律的作息时间和健康的生活方式。此外，家长还应该积极和学校老师沟通，帮助老师制订针对性的教育计划，确保孩子在学业和社交互动中获得必要的支持。

2. 破坏性心境失调障碍的共患病有哪些

破坏性心境失调障碍常见的共患病有以下几种。

（1）注意缺陷多动障碍：该疾病和破坏性心境失调障碍的共患病率（86.3%）很高。

（2）焦虑障碍：焦虑症状可能是破坏性心境失调障碍的早期表现。破坏性心境失调障碍的儿童在符合焦虑障碍的诊断标准时，可接受两个诊断。

（3）重性抑郁障碍：16.4%的重性抑郁障碍有破坏性心境失调障碍的表现，可以接受两个诊断。

（4）孤独症谱系障碍：孤独症谱系障碍的儿童易激惹很常见，需要根据患儿的情况考虑。但当孤独症谱系障碍儿童的刻板行为被破坏时，会出现频繁的发脾气，应该考虑易激惹是继发于孤独症谱系障碍，此时不能诊断为破坏性心境失调障碍。

如何帮助患抑郁障碍的儿童青少年

　　小英就读初三，去年因学习压力大，成绩下降，闷闷不乐，容易哭泣，言语减少，兴趣减退，觉得自己很差劲，人际关系敏感，进食减少。今年情绪更加低落，有消极想法，不愿出门，自卑，担心未来，害怕考不上高中，敏感多疑，夜间易醒多梦，上课经常感到乏力，难以坚持上学。父母总认为小英是因为进入了青春期，情绪波动比较大，遇到点问题或事情就矫情，或者是"懒"，找借口不想上学，非但没有给小英及时的帮助和支持，反而冷嘲热讽，还会因此争吵，导致家庭氛围紧张。直到小英的症状越来越重，父母才意识到孩子可能是抑郁了，立即带小英前往医院就诊。

小课堂

儿童青少年抑郁障碍如何进行治疗

　　国内外指南都推荐综合治疗模式，包括药物、心理、物理治疗等手段，多层面干预、促进疾病早日康复。同时，抑郁障碍普遍存在较高的复发倾向，总体复发率可达 50%～85%，且 50% 的复发事件集中在首发后的 24 个月内。抗抑郁治疗并不是情绪好转就可以立即停止的，我们倡导包含急性期、巩固期和维持期的全病程治疗模式。

　　（1）综合治疗模式

　　1）药物治疗：抗抑郁药物分为不同的种类，多数药物是通过调节大脑神经递质的方式起到改善情绪的作用。医生根据患儿的身体健康情况、疾病症状特征、既往抗抑郁药物的疗效和耐受程度等来选择药物的种类和剂量。就诊时可以积极地和医生沟通，选出更适合的抗抑郁药。

目前广泛应用于临床的多数抗抑郁药物起效较慢。大部分患儿遵医嘱服药 2 周时，症状逐渐开始好转；经过 4～8 周的规范用药，才能发挥抗抑郁疗效。药物的疗效因人而异，部分患儿可能需要在医生的指导下，进行多次治疗方案调整。因此在治疗中，请不要着急，应给予医生评估和药物起效的时间。

2）心理治疗：心理治疗的种类包括心理动力学治疗、认知行为治疗、精神分析治疗、家庭治疗等，开展形式可以是一对一个体治疗，也可以是团体治疗。心理治疗起效时间更长一些，治疗的频率由医生、患儿协商而定，多为 1 周 2 次，或 1～2 周 1 次。许多患儿的症状会在接受规范心理治疗的几周内有所改善，但可能需要 8～10 周才有更加显著的效果。

3）物理治疗：另一个重要的治疗方法是物理治疗。重复经颅磁刺激、经颅直流电刺激都是很好的辅助药物、增加疗效的治疗手段。除此之外，对于抑郁程度较为严重，存在自杀风险的患儿，国内外多个指南都推荐无抽搐电痉挛治疗，该疗法可快速起效，有效率达 70%～90%。

除了药物、心理、物理治疗，针灸治疗的抗抑郁作用也得到了证实。另外，光照治疗、运动治疗也都有利于抑郁情绪的改善。

（2）全病程治疗模式

1）急性期治疗（8～12 周）：以控制症状为主，尽量达到临床痊愈，同时促进患儿社会功能的恢复，提高患儿的生活质量。急性期的治疗效果对抑郁障碍预后和结局起关键作用。及时、有效、合理的治疗有助于提高长期预后水平和促进社会功能恢复。

2）巩固期治疗（4～9个月）：以防止病情复燃为主。此期间患儿病情不稳定，易复燃，建议保持与急性期治疗一致的治疗方案，维持原药物种类、剂量和服用方法。

3）维持期治疗（至少2～3年）：持续、规范的维持期治疗可以有效降低抑郁障碍的复燃/复发率。

知识扩展

1. 孩子得了抑郁障碍应该怎么办

当家长发现孩子出现了上述变化时，不要急于否定批评孩子。应积极和孩子沟通目前情况及可能的原因，帮助孩子克服困难。如症状较严重，应及时带孩子前往精神专科医院就诊，由专业人员对孩子进行评估，以帮助孩子明确诊断，并确定治疗方案。家长应严格遵照医嘱给孩子服药，并定期带孩子复诊，以监测病情变化和药物疗效，必要时应住院治疗。此外，家长要多鼓励孩子参加体育运动、艺术或社交活动。同时，家长也应多关注孩子的情绪变化，了解孩子的需求和困扰，提供情感上的支持和理解，建立良好的家庭氛围，帮助孩子共同制订计划和目标，以促进其社会功能的恢复。

2. 理解抗抑郁药的黑框警告：重要性与预防措施

在治疗抑郁障碍及相关情绪障碍时，抗抑郁药物扮演着关键角色。然而，使用这些药物，尤其是在儿童、青少年和年轻成人中，需特别注意其潜在的风险。为此在 2004 年，美国食品药品监督管理局对所有抗抑郁药物实施了一项被称为"黑框警告"的措施。

黑框警告是药物安全信息中最严肃的一种，目的是提醒医生和患者，这些药物可能增加 24 岁及以下人群出现自杀行为和自杀想法的风险。这种警告强调，在抗抑郁治疗的初期，特别是在开始使用药物或调整剂量时，患者的行为和情绪需要被密切监控。可能的症状包括情绪不稳、焦虑、激动或敌对行为，这些都可能是自杀行为的预警信号。

为了有效预防和减少风险，医生通常建议采取以下几种措施。

（1）密切监控：在抗抑郁治疗期间，特别是治疗初期和任何剂量调整阶段，医生、患者及家属应保持密切沟通，监测任何行为或情绪的变化。

（2）家庭与患者教育：医生会向患者及其家庭详细解释可能的风险，并教授他们如何识别潜在的自杀信号。

✖ 误区解读

孩子得了抑郁障碍，但还在长身体，考虑到药物副作用大，绝对不能吃药

这种观点不正确。孩子得了抑郁障碍，是否服用药物是根据其病情严重程度决定的。对于轻度抑郁的患儿来说，首选方式还是心理治疗，而对病情严重的患儿来说，如果不及时进行药物干预和治疗，其风险往往会给患儿和家庭带来更严重的影响，对其心理健康及社会功能造成严重影响。虽然药物可能存在一定的副作用，但在专业医生的指导下，其获益往往大于风险。在服药过程中，进行相关安全性风险评估和监测以确保患儿安全是必需的。

过度减肥，小心神经性厌食症

15岁的小然，是一名高中一年级的女孩，身高170cm，体重60kg，进入高中之后，小然非常在意自己的形体，总觉得自己太胖了，每天都在计划着如何节食，有时在饭后立即上洗手间进行催吐。一年内，体重由60kg减到40kg，出现月经不规律、掉发、便秘、睡眠差等情况。家属带其到医院就诊，确诊为"神经性厌食症"，经过积极治疗后，小然的进食情况较前改善，体重有所增加。

小课堂

1. 什么是神经性厌食症

神经性厌食症是指个体通过节食、运动等手段，有意造成并维持以体重明显低于正常标准为特征的一种精神疾病，其主要症状是以强烈害怕体重增加和发胖为特点的对体重和体型的极度关注，盲目追求苗条，体重显著减轻，常有营养不良、代谢和内分

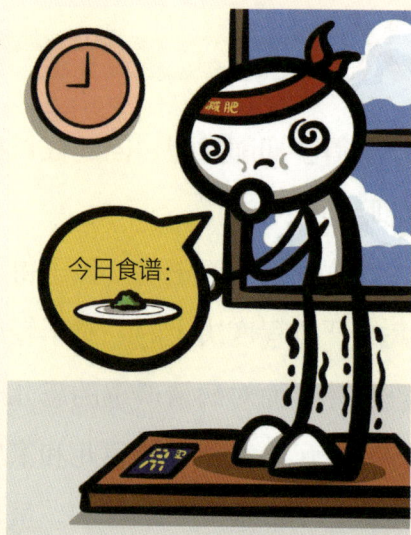

泌紊乱等生理症状。

2. 神经性厌食症的典型行为特点

"刻意"是神经性厌食症的典型行为特点，表现为刻意减少热量摄入和增加消耗，造成明显的低体重和 / 或营养不良，患者为了达到自己对体重的极端目标，常用限制进食、过度锻炼、滥用药物、呕吐等方法，同时这些行为也具有非理性和极端的特点。

3. 神经性厌食症的危害

神经性厌食症在所有精神障碍中致死率最高，厌食症发展到后期后果严重，往往被送医接受治疗时，患者已经是一副瘦骨嶙峋的模样。患者常常伴有严重的营养不良并出现代谢紊乱、多脏器衰竭等恶病质状态，危及生命，大约 5% ~ 15% 的患者最后死于心脏并发症、多器官功能衰竭、继发感染、自杀等。

知识扩展

1. 哪些人更易感神经性厌食症

成人神经性厌食症的终身患病率为 0.6%，其中女性神经性厌食症的终身患病率为 0.9%，男性为 0.3%，女性是男性的 3 倍，而在临床就诊人群中这一比例更是达到了 10∶1。神经性厌食症通常起病于青春期或成年早期，很少开始于青春期前或 40 岁后，起病的两个高峰年龄段是 13 ~ 14 岁和 17 ~ 20 岁。某些需要早期开始特定训练的运动员，如舞蹈、花样滑冰、体操等审美体育项目的运动员，对于神经性厌食症更易感，其他患病率明显增加的职业包括时装模特。

2. 神经性厌食症的干预治疗

多学科合作、全面的评估和综合治疗是神经性厌食症的基本治疗原则，综合治疗可能包括营养治疗、躯体治疗、精神药物治疗和心理治疗，营养治疗包括制订合理的体重恢复目标、合理的营养重建及实施，躯体治疗包括神经性厌食症带来的各种躯体并发症的治疗，精神药物治疗主要用于减轻患者的焦虑或激惹、敌对等情绪，以协助饮食恢复和心理治疗或缓解相关的共病问题，心理治疗是重要的治疗手段，但一般在急性期很难充分发挥作用，建议在体重开始恢复后再系统进行心理干预。

❌ 误区解读

神经性厌食症是神经类疾病

一般人一看"神经性"往往下意识就会认为该疾病应该是神经类疾病，应该选择去神经内科就诊，但神经性厌食症并不是神经类疾病，而是一种精神心理认知偏差引起的慢性进食障碍，属于一种心理疾病，去医院就医的时候应该首选精神心理科就诊。

儿童青少年强迫症有什么特点

12岁的小明是一名小学五年级的学生。他在升入五年级后逐渐出现重复动作，反复检查，反复擦眼镜，穿衣穿鞋时间长，反复理袖口，担心穿不好。刷牙时会多次漱口，上厕所时总担心坐便器不干净，担心椅子脏，会长时间站立不坐。时常会问家长"为什么"的话题，并要求必须得到家人的回应。明知没必要，还是会担心。如果被中途打断，他会情绪激动。学习压力大时，易出现烦躁不安。家长很苦恼，带小明就诊，他被诊断为强迫症。

💡 小课堂

1. 什么是强迫症

强迫症，是以强迫观念和强迫动作为主要症状，伴有焦虑情绪和适应困难的一种精神心理障碍。强迫动作常常是为了缓解强迫观念所引起的焦虑。有数据表明，在各个年龄段、各个种族和各种文化背景的人群中强迫症均会有一定患病率，终身患病率为1%～3%，儿童青少年强迫症的患病率为1%～2%，儿童青少年中男性更多见。男孩的诊断年龄是9～11岁，女孩是11～13岁。强迫症会影响学习工作效率，给患者带来烦恼，干扰正常的生活、学习。

早发性强迫症是指17岁之前起病的强迫症。早发性强迫症常具有一定的家族史，症状更为严重，病程容易慢性化，治疗有效率较低，常有更多的共患病，如：抽动障碍、焦虑、躯体化症状等。

2. 强迫症有哪些表现

一般来说，儿童青少年强迫症的症状与成人患者相似，儿童往往不能认识到他们的症状，自知力较成人差。强迫症的主要临床表现有：①强迫思维，包括强迫性怀疑、强迫性穷思竭虑、强迫性回忆、强迫性对立观念、强迫性意向、强迫性恐惧；②强迫行为，包括强迫性清洗、强迫性仪式动作、重复行为、囤积或收集；③感觉现象，一种令人不适、不安的感觉，被迫重复的冲动，从不舒服的感觉开始直到经历一个释然的感觉；④家庭顺应性，家长无意识地适应患儿的这些症状，甚至参与到孩子的强迫行为中，导致症状恶化。

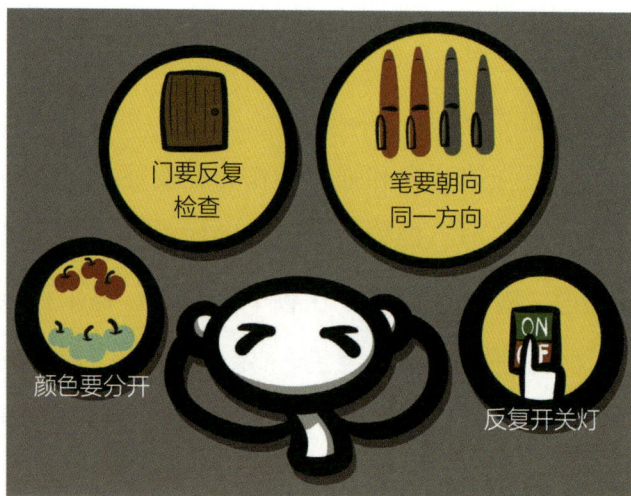

知识扩展

得了强迫症怎么办

如果确诊了强迫症，在治疗开始前，需要对患者及患者家庭环境以及其他生活环境做全面的评估。同时，对共患病也要做系统的评估。影响预后的因素主要包括：①家庭或学校的压力；②治疗的及时性和正规性；③共患病或其他躯体疾病，易导致强迫症的症状持续时间更久；④对药物的敏感性。儿童青少年强迫症治疗方法主要是心理治疗、药物治疗以及联合治疗。常用药物中的选择性

5- 羟色胺再摄取抑制剂和认知行为治疗，特别是其中的暴露与反应预防治疗是经常被使用的方法。药物治疗过程中，需要定期体检，及时发现药物的副作用。

针对家长和患儿的心理教育十分重要。向家长介绍疾病的特征，增加家长对患儿症状的理解，鼓励家长参与到治疗中来。减少家庭和学校的压力。

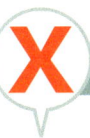

X 误区解读

1. 强迫症就是"毛病"

这种观点不正确。患有强迫症的孩子可能存在焦虑等情绪，强迫症本身也会给患儿带来痛苦和不安，症状严重时，患儿明知没有必要，但还是要去做所谓的重复动作或精神仪式，否则会导致明显不安和焦躁，严重影响日常生活、学习和交往。所以，不能因此而定义其品质好坏。家长应充分理解孩子、关心孩子，有助于减轻症状，改善预后。

2. 强迫症可以自愈

这种观点不正确。儿童青少年强迫症是一种严重的慢性疾病，其严重程度和预后有很大差异，可以突然出现，也可以潜在发生。症状也会随着时间的变化而变化，个体差异大。1/2 ~ 2/3 的儿童在起病 2 ~ 14 年后，仍然符合该疾病的诊断标准，只有 10% 的儿童可以完全治愈。

如何识别儿童青少年双相情感障碍

15岁的小宣，是一名初中二年级的女孩。在初一入学后，小宣感觉压力大，情绪低落，兴趣较少，睡眠差，浑身无力，认为自己比不上别人，没有前途，并出现自伤行为。入学2个月后，小宣突然说自己想通了，觉得自己是干大事的人，逐渐表现为喜欢乱花钱，爱管闲事，举止轻率，精力充沛，夜间睡眠两三个小时，容易与人发生争吵，稍不留神就会发脾气、冲动。至期末，又出现不开心，感觉活得没有意思，因反复自伤，被家长带去就诊，她被确诊为"双相情感障碍"，经系统治疗后，情绪逐渐平稳。

小课堂

1. 什么是双相情感障碍

双相情感障碍是一种既有躁狂或轻躁狂发作，又有抑郁发作的精神障碍。躁狂发作常见情感高涨、言行增多、精力充沛等症状，抑郁发作则表现为情绪低落、愉快感丧失、兴趣下降、言语活动减少、疲劳迟钝等症状。儿童青少年因处于发育阶段，神经发育不够成熟，临床表现可能不典型，并与成年人有所不同，例如儿童青少年抑郁可能表现出易激惹的症状，而成年人中较少出现。因此，儿童青少年抑郁更需要家长的细心观察和及时识别。另外，在儿童青少年期，常伴其他共患病，故双相情感障碍常被认为是情绪反应、逆反或个性问题。再加上儿童青少年的表达能力有限，较少主动求医，因此儿童青少年双相情感障碍难以被察觉或诊断。

儿童青少年双相情感障碍的患病率为 1.6% ~ 1.8%，平均起病年龄为（8.1 ± 3.5）岁，青春期双相情感障碍的终身患病率接近 1%。

2. 双相情感障碍有哪些表现

（1）躁狂或轻躁狂发作：表现为情绪高涨、兴奋、充满幸福感和愉快感、思维奔逸、话多、活动增多、睡眠需求减少、暴躁易怒，甚至伴有精神病性症状等。在儿童青少年中，这种表现可能更为隐蔽，如学习主动性突然提高、过度参与社交活动、短时间"内向"转"外向"等。

（2）抑郁发作：表现为情绪低落、缺少愉快感、兴趣丧失、思维迟缓或悲观、精力减退、自卑自责、注意力不集中、不爱出门、不愿上学、孤独、退缩、同伴关系不良、有轻生及自杀念头或自杀行动、食欲减退或体重下降等，有时可有精神病性症状，如言语性幻听、罪恶妄想、被批评妄想、被害妄想等。在青少年中，可能表现为学习成绩下降、回避社交等。

（3）躁狂与抑郁同时发作的混合状态，有的呈快速或超快速循环，症状容易部分残余。

总之，儿童青少年双相情感障碍易呈不典型、慢性、伴混合特征、有精神病性症状等特点。

知识扩展

1. 如果怀疑得了双相情感障碍怎么办

如果家长发现孩子出现上述症状和表现，应留意观察孩子情绪的变化：注意孩子是否出现情绪高涨或低落的情况，以及持续时间；留意行为变化，观察孩子是否出现过度活跃或过度退缩的行为，以及是否影响日常生活和学习；倾听孩子的心声，与孩子保持沟通，了解他们的内心感受，及时发现问题。应及时带孩子去医院进行评估和诊断。医生会根据孩子的症状、家族史、心理测试等结果，结合诊断标准进行诊断，制订完善的治疗方案。

2. 双相情感障碍治疗与干预手段

儿童双相情感障碍的治疗以综合治疗为原则，建立家长、医疗、学校治疗同盟，治疗过程通常分为急性期、持续期和维持期。急性期治疗主要以快速控制症状、达到症状缓解为主，保障孩子安全，防止冲动、攻击、自伤自杀、离家等情况。持续期治疗以预防症状复燃为主。维持期治疗主要以预防复发为主。开始治疗时，应做好治疗计划。家长应积极参与，记录孩子每天的情绪、相关生活事件、生理症状与副作用。治疗方法包括药物治疗、心理教育和治疗、家庭学校与环境处理等。药物治疗可以缓解症状，而心理治疗则有助于改善孩子的心理功能和社会适应能力。在治疗过程中，家长应积极配合医生的治疗方案，监督孩子按时服药、定期体检，同时给予孩子足够的关心和支持。

✗ 误区解读

双相情感障碍就是性格问题

　　双相情感障碍是一种病，不是性格问题，与遗传、生物、社会 - 心理等因素相关。儿童青少年确实存在发育尚不完善的特征，但也应该有相对完善的个性特征。双相情感障碍症状不是青少年阶段的正常变化，也不是简单的学习压力、青春期叛逆等因素所能解释的。有的孩子症状表现可能不典型，没有所谓典型的抑郁和躁狂表现，而是表现为注意力不集中、活动增多或减少、发脾气、冲动、逃课、成绩下降、自伤自残等，家长如果不及时重视，容易延误早期发现。

📌 小故事　双相情感障碍的由来

　　双相情感障碍，其历史可以追溯到 19 世纪末。1854 年，法国医生法勒雷（Falret）首次描述躁狂和抑郁在同一患者身上交替出现，并提出"环性精神病"名称。1896 年，德国精神病学家克雷佩林（Kraepelin）将其命名为"躁狂抑郁性精神病"。20 世纪中叶，德国医生莱昂哈德（Leonhard）提出单、双相情感障碍的概念，把既有躁狂又有抑郁发作者，称为双相情感障碍。这一观点逐渐被人们所接受。1970 年，邓纳（Dunner）等人将双相情感障碍分为 3 种类型：双相Ⅰ型、双相Ⅱ型、双相Ⅲ型。1980 年，双相情感障碍命名被美国精神障碍诊断和统计手册纳入。2013 年发布的《美国精神障碍诊断和统计手册（第 5 册）》中，双相谱系障碍不但从心境障碍中独立出来，其内涵还进一步扩大，分为 7 个亚型（双相情感障碍 Ⅰ 型；双相情感障碍 Ⅱ 型；环性心境障碍；物质 / 药物所致双相及相关障碍；由于其他躯体疾病所致的双相及相关障碍；其他特定的双相及相关障碍；未特定的双相及相关障碍）。

早发性精神分裂症的规范治疗

小艺是一名 14 岁的女孩。自半年前开始，她上课时发呆、无神、萎靡，告诉家长总听到班上有人骂自己"装傻""装纯"，进而表现出言语混乱，前言不搭后语，四处走动，易激动。觉得同学在她身边装窃听器、监控，监视她的活动。平常总觉得有人跟踪自己，反复听到同学对自己指指点点。她认为同学一家在网上直播曝光自己的隐私，觉得体内被安装了黑科技，不管做什么都被别人知道。家长带其就医，被诊断为"早发性精神分裂症"。经系统治疗后，小艺逐渐恢复，可以正常上学。

小课堂

1. 什么是早发性精神分裂症

早发性精神分裂症，又称为儿童少年精神分裂症，是指 18 岁以前起病，以个性改变、认知思维障碍、情感和行为异常为主要表现的精神障碍。常迁延、反复发作和加重，呈现出慢性化衰退特征，少部分可痊愈或基本痊愈，病因尚未明确。

按照年龄可分为 13～18 岁发病的早发性精神分裂症，与 13 岁以前发病的早早发精神分裂症。目前，国际上各类诊断标准均未将早发性精神分裂症的诊断标准单独列出，而是使用与成人相同的诊断标准，早发性精神分裂症与成年发病的精神分裂症是同一种疾病。

2. 早发性精神分裂症的临床特征

（1）患病率：早早发精神分裂症的患病率约为 0.1%，其中 10 岁以前发病的精神分裂症约占该疾病的 20%。早发性精神分裂症的患病率约为 0.5%。2～12 岁儿童中精神分裂症的发病率小于 0.1%，但当儿童进入 13 岁后，精神分裂症的发病率呈显著性增长，直至 18 岁达到高峰。

（2）性别差异：早发性精神分裂症的性别比例与年龄相关，早早发精神分裂症的患病率男性高于女性，随着发病年龄的增长性别差异逐渐缩小。

（3）主要临床表现：儿童青少年的脑发育不成熟。症状常以行为异常为多见，妄想少见，或表现为简单、不系统的妄想，常为病理性幻想，因患者的年龄、生理、心理的特征不同而异。该疾病往往以慢性隐匿性起病为主，少部分呈亚急性或急性起病。在病前常有性格缺陷和发育异常，如孤僻、退缩、怪异、行为问题、发育迟缓等，起病时表现为个性改变、萎靡不振，记忆力下降，注意力不集中、情绪异常、失眠、成绩下降，继而出现幻觉、妄想、情绪不稳定、行为怪异、退缩等感知觉、认知、思维、情感、意志行为障碍。

知识扩展

1. 如何发现早发性精神分裂症

由于儿童青少年患者词汇量有限及对内心体验描述困难，因此发病早期不容易识别。当发现孩子言语、行为、情感、思维等出现异常时，家长应给予高度重视，尽早带孩子到专业机构就诊。就诊前准备好所有已有的就诊资料，汇总好孩子的所有病史。在医疗机构中，向医生详细如实地介绍孩子的情况，按照病情发展、时间节点循序展开讲述，但不宜繁文赘述，目的是让医生清晰地了解孩子的病情。做到早发现、早诊断、早干预治疗。

2. 得了早发性精神分裂症怎么办

得了早发性精神分裂症，需要先完成诊断评估，包括神经系统检查。确定其他相关问题，如家庭功能失调、学习困难、共患病等，还有药物治疗前的体检。对家长和患儿给予疾病的性质、可能的预后、治疗的需要等方面的健康宣教。制订长期治疗计划，包括药物治疗、恰当的心理治疗、对家长和患儿的心理指导、对家庭的支持服务等。定期复诊、评估，确保诊疗的准确性。

X 误区解读

早发性精神分裂症是治不好的

既往早发性精神分裂症预后研究发现：症状缓解率为14%～25%，社会功能显著受损者占50%～74%，80%～90%的患者易复发。若思维贫乏、情感淡漠、意志缺乏或减退等阴性症状持续6个月以上，则不利于康复，病情容易迁延，变成慢性病程。学界曾经认为患儿起病年龄越小，治疗难度越大且预后更差。但近年来越来越多的研究发现，儿童青少年精神分裂症的预后并不像以往认为的那样严重，只要能够及时发现、系统治疗，并坚持服药抗复发，以及重视家庭、社会对儿童青少年精神分裂症康复的影响，其预后是较为乐观的。

小故事　精神分裂症的由来

精神症状的记载非常早，可追溯到我国古代、古希腊、古埃及、古印度等时期。在3 000多年前，《黄帝内经》中就有关于"癫狂病"的记载。19世纪中叶，法国的精神病学家莫莱把这些病例单独列出来，命名为"早发痴呆"。这其实是精神分裂症单纯型的表现，也是人类历史上第一次将精神分裂症单独列为一种疾病。2010年的《国际疾病分类（第10版）》，把精神分裂症分为9种类型，包括：偏执型、青春型、紧张型、未分化型、精分后抑郁、残留型、单纯型、其他型和未特定型。2022年，世界卫生组织最新的《国际疾病分类（第11版）》中对精神分裂症的诊断进行了简化，取消了分型。

答案：1. D；2. C；3. ×

健康知识小擂台

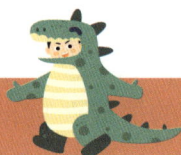

单选题：

1. 关于适应障碍的描述，正确的是（　　）

　　A. 易发展成抑郁障碍　　　　B. 病程多超过半年

　　C. 可出现持久人格改变　　　D. 生活明显改变或环境变化时产生

2. 适度的应激对于大多数人来说可以（　　）

　　A. 导致疾病　　　　　　　　B. 引起心理疾病

　　C. 促进人体适应　　　　　　D. 引起生理障碍

判断题：

3. 适应障碍的严重程度取决于应激源的严重程度。（　　）

全面了解
儿童青少年
精神疾病自测题
（答案见上页）